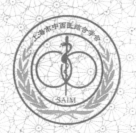

上海中西医结合科学技术奖

证 书

　　为表彰第六届上海中西医结合科学技术奖获得者，特颁发此证书。

项目名称： 《你也看得懂化验单》科普著作

获奖等级： 科普奖

获奖单位： 上海中医药大学附属曙光医院　上海市中医医院

获 奖 者： 熊旭东 李淑芳 庞辉群 吴美平 何淼 闫国良

证 书 号： 【2013-02D】

U0395559

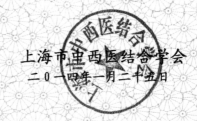

上海市中西医结合学会

二〇一四年一月二十五日

家庭必备健康科普读本

你也看得懂

化验单

·修订版·

熊旭东 主编

上海市静安区科学技术协会 组编

上海科学普及出版社

图书在版编目（CIP）数据

你也看得懂化验单/熊旭东主编. —修订本.
—上海：上海科学普及出版社，2014.4（2017.2 重印）
ISBN 978 - 7 - 5427 - 6067 - 8

Ⅰ. ①你…　Ⅱ. ①熊…　Ⅲ. ①实验室诊断—基本知识
Ⅳ. ①R446

中国版本图书馆 CIP 数据核字（2014）第 049277 号

责任编辑　张怡纳　陈　韬

你也看得懂化验单

熊旭东　主编

上海市静安区科学技术协会　组编

上海科学普及出版社出版发行

（上海中山北路 832 号　邮政编码 200070）

http://www.pspsh.com

各地新华书店经销　上海叶大印务发展有限公司印刷
开本 890×1240　1/32　印张 6.5　插页 1　字数 188 000
2014 年 4 月第 1 版　2017 年 2 月第 5 次印刷
印数 17 501—20 550

ISBN 978 - 7 - 5427 - 6067 - 8　定价：20.00 元
本书如有缺页、错装或坏损等严重质量问题
请向出版社联系调换

编委名单

主　　编　熊旭东

副 主 编　庞辉群　　　李淑芳　　　吴美平　　　张　珏

编　　委（以下按姓氏笔画为序）

王　倩　　　尹成伟　　　闫国良　　　许秀华
李越华　　　何　淼　　　张　涛　　　周　伟
施　荣　　　赵　敏　　　钱义明　　　高文澜
谢　芳

序

　　说起"化验"，相信几乎所有的人都清楚这是个医学上的概念。的确，作为一种重要的检测手段，化验已成为现代临床医学的一个重要组成部分。但是，又有几个普通人真正理解"化验"的结果呢？一般来说，我们往往是拿着写满复杂指标的化验单，感觉无从下手。没有医生的解释和指导，我们会感到茫然，而仅仅得到"点到为止"的指点，又会让我们忽略化验单的真实价值和重要的指示性意义。然而在当前医疗资源普遍紧张的情况下，化验单读解的"点到为止"，似乎已成为常态。

　　作为一个人口大国，我国正在加速步入老龄化社会，各类人群，尤其是中老年人的常见病和慢性病患病率在不断提高。在医疗资源有限的前提下，对这个不断扩大的群体来说，如何提高自我防病治病的健康意识和能力，已经是一种十分现实和迫切的需求。

　　比如，随着国家新医改方案的制定，不少常见病患者和慢性病患者在经过三甲医院专家的确诊治疗后，多会选择在社区医院进行复检和常规性治疗。为此，他们必须经常进行一些常规检查和化验。掌握一些常规化验项目的检测意义、化验报告上数值偏高或偏低的含义等相关知识，对他们来说已经是必不可少的一项技能。

　　呈现在读者面前的这本书，可谓应运而生。着力探讨了如何科学分析化验单、客观看待化验指标，以及通过健康生活方式防病的重要价值。

上海中医药大学附属曙光医院熊旭东教授从事医疗和教学工作数十年，他不仅专心于临床医学事业，更热心于健康科普事业。此次，为了充分满足广大读者适应我国特有的医疗环境，能自行读懂化验单的迫切需求，他力邀上海中医药大学附属曙光医院、上海市中医医院、龙华医院和岳阳中西医结合医院等医疗机构的十几位专家、教授和主任医师共同撰写了这本《你也看得懂化验单》。

　　作为一本以社区居民为读者对象的科学普及读物。它力求以轻松活泼的形式、通俗易懂的语言，将复杂难懂的医学知识变得简单明晰，让居民在专家的引领下，不再被复杂的术语困扰，逐步学会自己解读化验单，做到有病及时知，及时治，把化验单变成大家自行开展预防医疗的一张必备导航图。

　　不仅如此，作为一本家庭必备的健康科普图书，这本书还结合了最新的医疗发展动态，以其丰富的信息量和科学严谨的精神，不仅可以作为广大社区居民自我保健的好帮手，还将成为社区深入开展健康教育、普及医学知识的必备手册。祝愿它能成为广大读者的好朋友、好助手、好向导！

　　是为序。

上海中医药大学附属曙光医院　院长

前　言

随着社会的发展，我国正逐步步入老龄化社会，中老年人的常见病和慢性病的发病率也在不断增加，青年人由于工作压力，不良饮食，生活习惯，也时常被各种疾病困扰。各类人群愈来愈关注自身健康，希望及时发现并预防疾病的发生、发展意识愈来愈强烈。他们会时常进行一些常规的检查和化验，希望通过这些检查，了解自身状况，及时就医，达到防病治病的目的。然而，普通市民拿到化验报告，往往不知所措，这些化验报告有什么意义，检测值的高低说明什么，进一步该怎么办？为此，他们迫切需要掌握一些常见化验项目的检测意义及化验报告上数值变化的含义等相关知识。

呈现在读者面前的这本书，可谓应运而生。本书不仅探讨了如何科学分析化验报告，客观看待化验指标，同时向读者提出了相关中医调摄养身治病的建议。

本书由上海市静安区科学技术协会组编，汇集了上海中医药大学附属曙光医院、上海市中医医院、龙华医院和岳阳中西医结合医院等医疗机构的十几位专家、教授和主任医师在医学领域几十载的耕耘与成果，用通俗易懂的语言，以深入浅出的方式让市民拿到体检化验单时不再"一脸茫然"，有《你也看得懂化验单》在手即可轻松解读各项指标，了解自身健康状况，除可进行早干预早治疗外，遵从本书各项指标后的预防与建议，还可从平日生活中养成健康的好习惯，从点滴生活细节做起，远离疾病，乐享人生。本书荣获第六届上海中西医结合科学技术奖（科普奖）。

　　《你也看得懂化验单》（第一版）2012年出版后获得广大市民的欢迎和认可，举办过多次老干部、社区科普讲座解读《你也看得懂化验单》，深受好评。应广大读者要求，《你也看得懂化验单》（修订版）出版，除保留上一版的内容，并继续补充了与人们生活密切相关的化验指标，如血型、过敏原及病毒检测的内容，更新了C13的检测，进一步完善医学科普常识，弘扬科普惠民，让更多的市民受益。

熊旭东

2014年3月

目 录

2

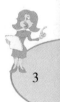

3

5

第 **1** 章

学看化验单的基本知识

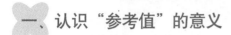

一、认识"参考值"的意义

当一个健康体检者或一个患者拿到一张化验单，首先想知道这个检查项目的"正常值"是多少，然后来对照自己检查的结果。其实用"正常值"这个术语并不准确，"正常"应理解为健康，若测定值不在其区间内，意即检查对象有病或不是良好健康状态，亦即"不正常"。这样的判断是不准确的，健康只是相对的，因此"正常"词义不清。另外，"正常"亦可被理解为所有数据呈正态分布，但是生物数据大多不呈正态分布。为使精确而少混淆概念，大多数都不用"正常值"一词，而用"参考值"、"参考值范围"。

那么，"参考值"、"参考值范围"是如何确立的呢？首先，实验室要确立参考个体，也就是依据临床对某检验项目的使用要求确定选择原则，以此选择测定参考值的个体。把所有参考个体的集合称为参考总体。从统计学上说，一定数量的参考个体从参考总体中的一个抽样，叫做"参考抽样组"。在现今的"参考值"建立中，都是对参考抽样组做具体研究。对一个参考个体进行某项目测定得到的值为该个体的参考值,所有参考抽样组的各个参考值合起来即为"参考值范围"。"参考值范围"常定作实际的最小和最大测定值的一组值（即参考值组的整个范围）。然后，依据所有参考值的分布特性以及临床使用要求，选择合适的统计方法进行归纳分析后，确定"参考值范围"中的一部分为"参考区间"，一般情况下，常选择95%分布范围的大小表示"参考区间"。区间的两端为参考区间的限值，分为低参考限和高参考限。因此"参考值范围"是参考抽样组内所有参考值集合，以最小的和最

1

大的参考值为界限。而"参考区间"只是"参考值范围"的一部分，而不是全体，两者不能混淆。

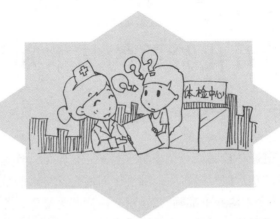

理解"参考值"的定义后，我们可以归纳以下几点：

1. 参考值来源于大量的正常人群中有关实验测定数据，并根据正常人群中不同年龄、性别分别进行统计分析，得到了绝大多数人群中数据的分布范围，并以此确定参考值范围。而医学决定水平是来源于大量的临床患者数据的观察和积累，用于确定疾病的发生发展和变化情况，并针对这些情况对患者进行诊断和治疗。因此，参考值不能替代医学决定水平界限。

2. 对超出参考值界限不大的异常值，可以根据被检者的临床表现区别对待，可以采取治疗措施，也可以进行观察。但是如超过了医学决定水平的界限，则一定要及时采取治疗措施。某些疾病的诊断指标需依靠医学决定水平值才能判断，而在参考值范围左右则很难进行判断。

3. 参考值可有一个上限和一个下限，也可只有一个上限或一个下限，而医学决定水平可根据不同的疾病诊断要点和标准、不同的治疗要求和治疗方法的选择，有多个设定的上限或下限。医学决定水平是临床医生在诊断和治疗疾病时应该掌握和使用的数据，不是普通患者做参考的参考值。

二、检查前的准备事项

检查前对饮食的要求

为保证检查结果的客观准确，有些项目如血脂检查、内生肌酐清除率检查等要求在受检前 3 天内少吃或不吃高脂食品，不要饮酒；如肝功能检查、空腹血糖检查要求前一天晚上 20：00 后到采血前不要进食，以免受乳糜颗粒干扰或影响空腹血糖等指标的检测。

按规定时间采集标本

采血时间以上午 7：00~9：00 较为适宜。空腹采血最迟不宜超过上午 10：00，太晚会由于体内生理性内分泌激素的影响，血液状态发生变化，虽然仍是空腹采血，但检测结果容易失真（例如血糖值）。若过度空腹达 24 小时以上，某些检验也会出现异常结果。例如血清胆红素因空腹 48 小时而增加 240%；血糖因空腹过长而减少为低血糖；空腹过度时三酰甘油、游离脂肪酸反而会增加，故空腹时间并非越长越好。

3

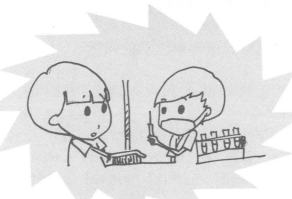

检查前对药物的要求

1.若正在服用抗生素类药品或维生素 C 及减肥药物等，待停药 3 天后再接受检查。如服用阿托品、感冒药、消炎药、安眠药等会影响肝功能检查结果；如维生素 C 能使血糖化验值偏低，特别是长期服用维生素 C 的糖尿病患者更要注意。又如降脂药、避孕药、噻嗪类利尿剂、β 受体阻滞剂、免疫抑制剂、某些降压药、降糖药、胰岛素及其他激素制剂等，均可影响血脂的检验结果。

2. 糖尿病或其他慢性病患者，应在采血后及时服药，不可因为接受检查而干扰现有疾病的常规治疗。

3. 即使空腹采血，但对慢性病患者服药应区别对待。如高血压患者每天清晨服降压药，是保持血压稳定所必须的，贸然停药或推迟服药会引起血压骤升，发生危险。所以高血压患者应照常服完降压药后，再接受检查。

采血时的心情

采血时心情紧张或恐惧会造成血管收缩，引起采血困难，同时也会因神经血管反射造成晕厥。所以被检者应放松心情，避免紧张。经常有人会说："抽了这么多的血需要多少营养才能补回来呢？"其实这完全没有必要担心和紧张，因为 2~50 毫升血只占人体全部血量的 0.5‰~3‰，不会影响人体代谢和功能，不需要任何补充和特殊营养，人体完全可自动进行调整和适应。

三、解读化验结果时需注意的问题

一般来说，检验结果分为定性检验和定量检验两种。

定性检验

检查物质的有或无。定性检验的结果一般用 "+"、"POSITIVE"、"POS" 等表示 "阳性"；用 "±" 表示 "弱阳性"；以 "−"、"NEGATIVE"、"NEG" 等表示 "阴性"；有时也用 "NORMAL"、"NORM" 等表示 "正常" 或 "阴性" 的含义。

有时，+ 的多少，还能表示某种疾病病情发展程度上的严重性，也就是代表数量上的变化。例如，得了糖尿病，经常做尿糖试验，+、++、+++ 的符号，就说明糖尿病的病情有所变化：− 为病情得到控制，+ 为病情轻，而 ++ 和 +++ 说明病情没有得到控制，在继续恶化和发展。

消化性溃疡的病人伴上消化道出血时，大便隐血试验 +++ 或 ++++ 则说明患者出血的严重程度。

但"阳性"或"+"并不一定代表"检查结果异常"。例如，乙型肝炎"两对半"的检验结果中，乙肝表面抗体（缩写为 HBsAb 或抗 HBs）是一种保护性抗体，可中和乙肝病毒，抵御再次感染。表面抗体"阳性"或"+"说明：可能以往有乙肝感染或隐性感染史，目前正处于恢复期；还可能是接种过乙肝疫苗的结果。接种乙肝疫苗的目的，就是希望产生保护性抗体，达到预防乙型肝炎的目的。因此，"阳性"或"+"并不一定代表"检查结果异常"。

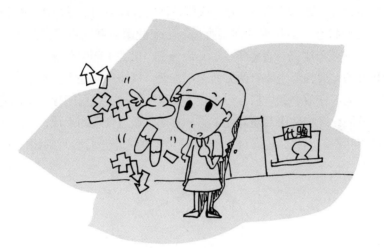

定量检验

检查物质的多与少。定量检验的结果用具体数值的形式报告，并附有结果的参考值范围。但不同医院、不同方法检测所使用的参考值可能略有差异。一般用"↑"、"HIGH"、"H"等表示"数值高于正常"；以"↓"、"LOW"、"L"等表示"数值低于正常"。

对于异常的检验结果，除了上述的表示方法以外，有些化验报告单上还会用特殊的字体或符号（如"*"）给予着重指出，以提醒医生和被检者注意。在一般情况下，超出了参考值范围，应结合临床症状，请教医生，再做相应的进一步检查。切不可恐慌，盲目服药。

四、"治未病"对亚健康状态的干预

亚健康状态的概念

20世纪80年代，苏联学者N. berhman首先发现并提出"亚健康状态"的概念。后来许多学者通过研究也发现，人体确实存在着一种非健康非患病的中间状态，也称第三状态、病前状态等。

亚健康状态是介于健康与疾病之间的一种健康体质状态，是指机体虽然没有明显的疾病，却过早地表现出一种生理功能低下及不适症状，如容易疲劳乏力，情绪不稳定，失眠及活力、反应力、适应力、创造能力减退的状态。据我国抽样调查显示：亚健康人群约占我国总人口的60%，在城市居民、青年学生、知识分子、机关干部中普遍存在。亚健康状态的发展趋势主要有两方面：一方面，机体长期处于亚健康状态将明显影响工作效率和生活学习质量，如忽视调理，就可能导致疾病的发生、发展，影响健康乃至寿命；另一方面，通过合理的干预，使机体恢复健康状态。因此，建议对"亚健康"状态的人群进行合理的积极干预。

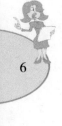

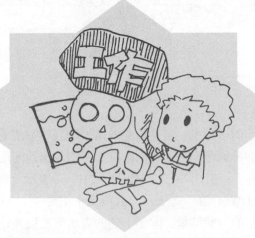

亚健康的发生率

世界卫生组织（WHO）的一项全球性调查表明真正健康的人仅占5%，患有疾病的人占20%，而75%的人处于亚健康状态。据统计，美国每年处于亚健康状态的人数达到 600 万人；而日本关于疲劳的研究也表明因工作压力大、家务重、精神紧张而感到非常疲劳的人数也达到了60%；俄罗斯约有 1/4 的人患有慢性疲劳综合征；据中国国际亚健康学术成果研讨会公布的数据：我国人口的 15% 属于健康，15% 属于非健康，70% 属于亚健康，亚健康人数超过 9 亿人。近些年大部分文献报道认为，女性亚健康发生率高于男性，工作节奏紧张、生活压力较大的人群发生率较高，例如教师、大学生、医务人员等，30~40 岁是亚健康的高发年龄段。

亚健康状态发生的原因

目前认为亚健康的发生可能与个人的生理状况、心理状况、职业情况、居住环境、社会环境及不良生活和工作方式等多种因素有关，从而导致机体的神经－内分泌－免疫系统整体协调失衡、功能紊乱。虽然亚健康在症状上表现的是医学领域的问题，但从整体看它与社会环境、经济文化、心理及体质等密不可分。对人群的研究表明，不同人群亚健康的相关因素存在着较大的差别，例如机关干部亚健康的相关因素主要是工作压力、吸烟、饮酒等；医务人员的亚健康与紧张的工作节奏和不良的生活习惯等因素有关；而个体心理行为与家庭因素、学习与就业压力等是大学生亚健康的主要影响因素。需要指出的是对导致亚健康状态的确切病因至今没有达成共识，病毒感染、免疫系统失调、DNA 或 RNA 病毒都被认为是致病因素，但都没有被证实。

中医"治未病"干预亚健康状态

"治未病"是指预先采取措施，防止疾病的发生、发展、转变及复发，是医学的首要原则，是祖国医学的重要组成部分，是我国几千年来医疗实践的经验总结。任何疾病的发生都是从未病到已病，从未成形到已成形。按照现代医学的说法就是任何一个器质性的病变都是从非器质性的阶段发展而来。我国劳动人民很早就发现了"治未病"的重要性，明确提出了"治未病"的观念。《黄帝内经·素问》云："圣人不治已病治未病，不治已乱治未乱，此之谓也。夫病已成而后药之，乱已成而后治之，譬犹渴而穿井，斗而铸锥，不亦晚乎！"清代名医叶天士指出："务在先安未受邪之地。"这种见微知著、未雨绸缪、防微杜渐的预防思想对后世一直有着深远的影响。

"治未病"可以干预亚健康状态是基于中医的辨证论治。目前现代医学的诊断技术还处于诊断已病的阶段，就是检测设备再先进也只是诊断出那些已成形的病，对于亚健康状态没有明显的病理变化者，现代的检测手段是有限的。中医学将功能状态作为研究人体的切入点，通过"望闻问切"获取患者信息来"四诊合参"，经过医生的归纳、辨析，形成对患者功能状态的认识，将功能状态描述表达为"证候"，作为论治的依据。证候不是对病因病理的直接表述，而是人体在内外环境多种因素相互作用下的综合反映。治疗着重于对状态的调理，因此这种研究方法，常常对原因不明的疑难疾病、多因素疾病可以取得特殊的疗效，包括调理亚健康状态。这种独特的诊治方法，在无明确病因的症状出现开始即可进行治疗，而无需等到病理指标出现阳性时才进行治疗，能够对亚健康状态进行及时而有效地干预。

中医干预亚健康状态的优势不仅仅体现在诊治疾病上，还体现在通过多种手段调整机体的失衡状态，使机体恢复阴阳平衡，防止疾病的发生。在长期的临床实践中，除以中药方剂调理外，还形成了针灸、推拿、气功、导引、熏蒸、食疗等多种适合不同要求的调治方法。如药物调养脾胃、肝肾，或纠正阴阳气血偏颇，扶助正气，平衡阴阳。如针灸疗法，则是通过针刺或艾灸对穴位的特异性作用，通过经络调节使人体气血阴阳恢复平衡。还有按摩、中药熏蒸、热敷、沐足等。通过这些丰富多彩的自然疗法，达到强身保健、防病治病、延年益寿的目的。为防止亚健康状态向疾病转化提供了多种有效的防治手段。

（熊旭东　许秀华）

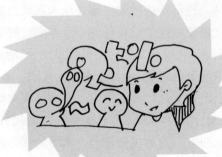

第 2 章

血 型 鉴 定

我们知道每个人都有各自不同的血型，可以说血型是人体自身的身份证明，血型究竟是什么呢？

通常所说的血型是指红细胞的分型，其依据是红细胞表面是否存在某些可遗传的抗原物质。抗原物质可以是蛋白质、糖类、糖蛋白或者糖脂。通常一些抗原来自同一基因的等位基因或密切连锁的几个基因的编码产物，这些抗原就组成一个血型系统。

在人类，目前已经发现并为国际输血协会承认的血型系统有 30 种，有 ABO 血型系统、Rh 血型系统、MNS 血型系统、P 血型系统，而其中又以 ABO 血型系统和 Rh 血型系统（恒河猴因子）最为重要。

一、ABO 血型

概 述

ABO 血型系统是依据人类红细胞表面是否具有 A 型或 B 型抗原、抗体，组成 A 型、B 型、AB 型、O 型四种不同的血型：

A 型血的人红细胞表面有 A 型抗原；他们的血清中会产生对抗 B 型抗原的抗体。一个血型为 A 型的人只可接受 A 型或 O 型的血液。

B 型血的人跟 A 型血的人相反，他们红细胞表面有 B 型抗原；血清中会产生对抗 A 型抗原的抗体。血型为 B 型的人亦只可接受 B 型或 O 型的血液。

AB 型血的人的红细胞表面同时有 A 型及 B 型抗原；他们的血清不会产生对抗 A 型或 B 型抗原的抗体。因此，若在受血前将送血者血液中的抗体分离的话，AB 型血的人是"全适受血者"。然而，他们只

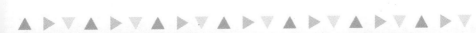

可捐血予同样血型的人。

O 型血的人红细胞表面 A 或 B 型抗原都没有。他们的血清对两种抗原都会产生抗体。因此，若在受血前将送血者血液中的抗体分离的话，O 型血的人是"全适捐血者"，但只能是少量，大量输血时，仍需实行同型输血。然而，他们只可接受来自同样血型的血，即 O 型的人只能接受 O 型的血。

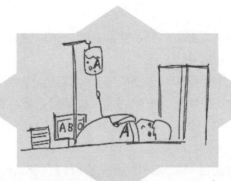

ABO 血型分布与地区及种族有关。基本上，O 型是世界上最常见的血型。但在某些地方，如挪威、日本，A 型血型的人较多。AB 型血型因为要同时有 A 及 B 抗原，故此亦是 ABO 血型中最少的。

参考值

"A"型血、"B"型血、"O"型血、"AB"型血。

二、Rh 血型系统

Rh 血型系统是红细胞中仅次于 ABO 血型系统的重要血型系统。血液中另一主要特点是恒河猴因子，恒河猴因子（Rhesus Factor）也被读作 Rh 抗原、Rh 因子，因与恒河猴红细胞上的抗原相同得名。在 Rh 血型系统中，D 抗原的抗原性最强，把红细胞上含有 D 抗原的称为 Rh（D）阳性，不含 D 抗原的称为 Rh（D）阴性。通常化验报告会与 ABO 结合起来，写的时候放在 ABO 血型后面。Rh（D）阴性的个体在亚洲汉族人当中很稀有，比率为 0.3% 左右，在欧美等白种人中比率较高。

Rh（D）+ 或 Rh（D）-

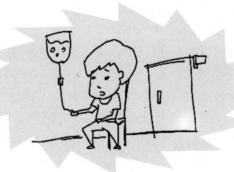

　　血型系统对输血具有重要意义，若不相容的血型输血可能导致溶血反应的发生，造成溶血性贫血、肾衰竭、休克以致死亡。输血前必须检查血型，选择血型相同的供血者，进行交叉配血完全相合才能输血。器官移植时受者与供者必须血型相符合才能移植，血型不符极易引起急性排异反应，导致移植失败。

　　严格来讲，除同卵双生外，没有两个人的血型完全相同，通常所谓"同型"，仅指 ABO 血型相合，而其他血型如白细胞血型仍是异型。临床上全血输注越多，产生的抗体越多，导致的不良反应也越复杂，因此随着血液免疫学和血细胞单采技术的发展，成分输血已经普及，即将血液中的有效成分制成纯度和浓度较高的制品供临床应用，最常见的是将红细胞悬液代替全血输注，不过 ABO 血型和 Rh 血型仍必须相符。

　　由于 O 型血的红细胞上没有 A 或 B 抗原，输给 A、B、AB 型血的人后，O 型红细胞不被受血者血清中相对的抗 A 或抗 B 抗体结合，因而输入的 O 型红细胞不受破坏，能发挥其良好的携带氧气和排除二氧化碳的功能。但在 O 型血的血清中，含有抗 A 和抗 B 两种抗体，输入其他血型的人体内后，可以与受血者血液中的红细胞发生凝集继而产生溶血。如果输入的血量少，受血者体内的血液量大，通过血液循环的稀释，可以中和 O 型血清中的部分抗体物质，从而降低结合的红细胞的溶血机会。但是如果输入的 O 型血量较大，而且血清中所含抗 A 抗 B 抗体浓度很高，同样会发生严重的输血反应，因此 O 型血不是万能血，它同样潜伏着严重的危险性。

ABO 血型中配合 Rh 因子是非常重要的。正常 Rh（D）阴性者，血浆中不含抗 D 抗体，所以当 Rh（D）阴性的人第一次输入 Rh（D）阳性血液时，不会发生凝集反应，但此时 Rh（D）阴性者却会由于各种免疫反应而产生抗 D 抗体，当再次对其输入 Rh（D）阳性血液时，就会发生严重的输血反应甚至造成死亡。错配 Rh（D）阳性的血捐给 Rh（D）阴性的人就会导致溶血。不过 Rh（D）阳性的人接受 Rh（D）阴性的血是没有问题的。

新生儿溶血症也和血型密切相关。Rh（D）阴性的母亲孕育了 Rh（D）阳性的胎儿后，胎儿的红细胞若有一定数量进入母体时，即可刺激母体产生抗 Rh（D）阳性抗体，如母亲再次怀孕与第一胎 Rh 血型相同，此种抗体便可通过胎盘，溶解破坏胎儿的红细胞造成新生儿溶血。若孕妇曾输入过 Rh（D）阳性血液，则第一胎即可发生新生儿溶血。

一个人的血型是与生俱来的，而且是终生不会改变的。但是，在特定情况下，个人的血型却可以发生改变。第一，移植了骨髓干细胞后，患者（受者）的血型可能改变。如果受者的造血功能被移植进的供者的骨髓干细胞完全或大部分替代，那么这种血型的改变就是长期的，甚至是永久的，除非受者自身的造血功能得到恢复，并在造血中占主导地位。第二，血型短期或不彻底改变，如婴幼儿发育还未成熟、癌症患者、输血、服药以及接受放射性治疗等，都可以短期内改变或表面上改变一个人的血型，这类血型改变是短暂和不彻底的，病情得到控制后血型可能再次变回原来的血型。

血型与性格有关吗？通过以上介绍，我们知道血型的分型依据是红细胞表面的抗原抗体，与遗传物质有关，一个人的性格取决于各种遗传特性和环境因素的综合作用，不能盲目根据血型判断性格类型。

（张珏　赵敏）

第 3 章

血 常 规

　　血常规检验是实验室检查中最基本的一项化验项目，以前由于靠人工检验分类，效率低，工作量大，随着检验现代化、自动化的发展，现在的血常规检验是由机器检测完成的。血常规检验报告单内包括有红细胞（RBC）、血红蛋白（Hb）、白细胞（WBC）、白细胞分类计数及血小板（PLT）。血常规报告内容较多，看报告时可分为三大块，即红细胞系统、白细胞系统和血小板系统。通常感染性疾病会使白细胞的数值和分类发生变化；贫血时血红蛋白或红细胞的检验值会降低；血小板数大量减少会导致易出血或出血后不易止住，而血小板数增多会增加血栓发生的可能性。有些肿瘤、变态反应性疾病也可以引起血常规检验部分数值的变化。

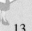

检验报告单　　　　　　　　　　　　　　检查编号：

申请单号：
姓名：
性别：
年龄：
病历号：
科别：
床号：
标本种类：
送检日期：
采样日期：
注：H- 偏高，
　　L- 偏低
临床诊断：

编号	项 目	结果	参考值	编号	项 目	结果	参考值
WBC	白细胞计数		（4.0~10.0）10^9/L				
RBC	红细胞计数		（4.0~5.5）10^{12}/L（成年男性）				
			（3.5~5.0）10^{12}/L（成年女性）				
			（6.0~7.0）10^{12}/L（新生儿）				
Hb	血红蛋白		120~160 g/L（成年男性）				
			110~150 g/L（成年女性）				
			170~200 g/L（新生儿）				
			110~160 g/L（儿童）				
PLT	血小板		100~300 10^9/L				
ESR	血沉		0~15 mm/h（成年男性）				
			0~20 mm/h（成年女性）				
			0~12 mm/h（儿童）				

送检　　　检验　　　报告
医师_____　日期_____　日期_____　检验师_____　核对者_____

一、白细胞及分类

概　述

白细胞（WBC）俗称白血球，是血液中非常重要的一类细胞。白细胞在人体内能够吞噬异物并产生抗体，从而起到抵御病原体对人体的侵袭。人处在疾病状态时，白细胞数量会发生明显变化。在医院看病时，作为常规检查项目，对疾病的诊断和治疗起着重要作用。白细胞可以分为五种类型，这五类白细胞中中性粒细胞占 50%~70%，嗜酸性粒细胞占 0.5%~5%，嗜碱性粒细胞不超过 1%，淋巴细胞占 20%~40%，单核细胞占 3%~8%。

参考值

成人:（4.0~10.0）×10^9/L;新生儿:（15~20）×10^9/L:6 个月 ~2 岁:（11~12）×10^9/L。

异常释疑

白细胞总数高于 10.0×10^9/L 通常被认为是异常，这种升高有生理性原因也有病理性原因，白细胞生理性增高往往出现在如剧烈运动、情绪激动、体力劳动、冷热水浴后、酷热和严寒条件下、妇女月经期和排卵期、妊娠期（特别是妊娠 20 周后）、产后、吸烟后、儿童剧烈哭闹等情况下。一天不同的时期数值也会不同，通常下午较上午偏高，甚至可相差很多。

白细胞病理性增高对疾病诊断及治疗有重要意义，白细胞作为一类具有吞噬功能的细胞，是人体防御的重要防线，当发生细菌感染时，白细胞由于趋化作用，进入血液中，随血流到达感染部位，吞噬侵入人体的病原体。所以通常情况下细菌性感染严重程度往往与白细胞数量升高成正比。当病毒感染时，由于人体对病毒抵御方式与细菌感染时有所不同而表现为白细胞总数不升高而淋巴细胞数升高，当患者出现发热、咳嗽、咽痛等感冒症状到医院看病，医生可以通过白细胞数量的变化初步判断是否因细菌或病毒感染而造成以上的临床症状。此外，各种外伤、手术后、急性失血、中毒、恶性肿瘤等白细胞也会有明显升高，这必须根据具体的情况结合其他检查方法进行判断。当白细胞数量严重升高时，往往提示造血系统的疾病，这时白细胞常会明显升高，升高幅度常是正常人的数倍或数十倍以上。患者不仅白细胞数量明显升高，白细胞质量也会发生重要变化，大量幼稚细胞出现在外周血中，通常要借助血涂片及骨髓穿刺检查来诊断。

　　白细胞数量低于 $4 \times 10^9/L$ 时被称为白细胞减少，当白细胞低于 $2.5 \times 10^9/L$ 时多考虑为异常。白细胞数量明显减少多见于长期接触放射线、各种理化因素导致的中毒、肿瘤的化疗和放疗、脾功能亢进、自身免疫疾病、再生障碍性贫血、造血功能障碍等情况，这些疾病的诊断还要借助其他的检查手段才能确定。白细胞数量明显减少，特别是中性粒细胞低于 $1.0 \times 10^9/L$ 时，容易发生各种感染，由于抵抗力的低下，感染多迁延不愈，难以控制。

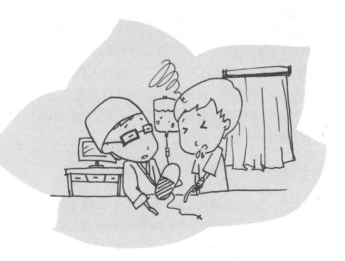

预防及建议

　　由于情绪及剧烈的运动对白细胞数有较大的影响，因此做血常规化验前应尽量保持在平静状态下，普通感冒多由病毒感染引起，这时白细胞总数多不升高，而表现为淋巴细胞百分数增高，这种情况下部分患者可能有发热、咽痛等症状，但不需要使用抗生素治疗，只要注意饮食清淡，适当休息，数周后可以自行康复。对于部分血常规检查发现白细胞稍有增高和减少的人群，如果没有不适表现，可以定期去医院随访血常规，无明显变化者，可以不必过于担忧。由细菌感染造成的上呼吸道感染，白细胞计数增高，中性粒细胞百分数上升。对于普通感冒西医治疗以对症为主。中医治疗则区别对待：风寒感冒，表现恶寒重，发热轻，苔薄白，治疗以柴胡饮冲剂等为主，驱风寒；风热感冒，表现为发热重，微恶风，口渴，苔薄白微黄，以板蓝根冲剂等为主。一般夏季多风热感冒，冬季多风寒感冒。对于细菌感染造成的上呼吸道感染，一旦明确，则应予以抗生素治疗。

二、红细胞

概述

红细胞（RBC）是血液中数量最多的血细胞，红细胞平均寿命为120天，每天都有一部分红细胞死亡，同时人体也会产生一定数量的新的红细胞，红细胞含丰富的血红蛋白。红细胞的主要功能是运输氧气和二氧化碳，同时还在酸碱平衡中起一定的缓冲作用。这两项功能都是通过红细胞中的血红蛋白来实现的。

参考值

成年男性：$(4.0 \sim 5.5) \times 10^{12}/L$；成年女性：$(3.5 \sim 5.0) \times 10^{12}/L$；新生儿：$(6.0 \sim 7.0) \times 10^{12}/L$，2周岁后逐渐下降。

异常释疑

1. 红细胞减少：最常见如消化性溃疡和痔疮等引起的急性、慢性红细胞丢失过多；球形细胞增多症、遗传性椭圆形细胞增多症、口形红细胞增多症、棘形红细胞增多症、阵发性睡眠性血红蛋白尿、丙酮酸激酶缺陷、葡萄糖 –6– 磷酸脱氢酶变异、自体免疫性溶血性贫血、血型不合输血致溶血等引起的红细胞寿命缩短或破坏增加；再生障碍性贫血及叶酸、维生素 B_{12} 缺乏，缺铁，肾功不全，铅中毒引起的红细胞生成减少。3 个月的婴儿至 15 岁以前的儿童，因生长发育迅速而致造血原料相对不足，红细胞和血红蛋白可较正常人低 10% 左右。妊娠中、后期由于孕妇血容量增加使血液稀释，老年人由于骨髓造血功能逐渐减低，也可导致红细胞和血红蛋白含量减少。

2. 红细胞增多：见于真性红细胞增多症、良性家族性红细胞增多症等原发红细胞增多和各种先天性心脏病、慢性肺疾病等引起低氧血症而造成的继发性红细胞增多。呕吐、严重腹泻、多汗、多尿等可引起血液水分的丢失导致血液浓缩造成红细胞计数相对增加。

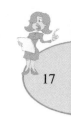
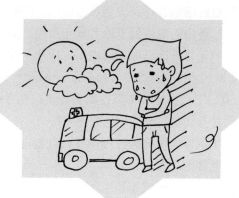

三、血红蛋白

概 述

血红蛋白（Hb）是血液的有色成分。其主要功能是运输氧，也有维持血液酸碱平衡的作用。在肺组织，血红蛋白可以充分地与氧结合，结合氧的血红蛋白经血液循环被运送到人体需要氧的组织器官释放所携带的氧分子以供给组织代谢需要。需要说明的是由于血红蛋白还可以与一氧化碳、氰离子等物质相结合，而且结合的牢固程度非常高，结合后难以分开，从而影响了与氧分子的结合，这就是人们通常所说的煤气中毒和氰化物中毒。

参考值

成年男性：120~160g/L；成年女性：110~150g/L；新生儿：170~200g/L；儿童：110~160g/L。

异常释疑

红细胞的增多和减少都伴随着相应的血红蛋白的增多和减少，故引起红细胞增多和减少的原因也是血红蛋白增多和减少的原因。

当人体外周血红细胞容量减少至参考值以下时称贫血。临床上一般指外周血中血红蛋白的浓度低于患者同年龄组、同性别和同地区的正常标准。国内的正常标准是海平面地区，成年男性的血红蛋白低于120g/L，成年女性的血红蛋白低于110g/L，孕妇低于100 g/L可以认为患有贫血。12岁以下儿童比成年男性的血红蛋白参考值低15%左右，男孩和女孩无明显差别。高海拔地区要高一些。

根据贫血发生的原因可分为红细胞或血红蛋白生成不足、红细胞破坏过多和失血性贫血三大类。

1.红细胞和血红蛋白生成不足：①特异造血因子缺乏如叶酸、维生素B_{12}缺乏、吸收或转运障碍引起的巨幼红细胞性贫血，缺铁和铅中毒引起的小细胞性贫血。②再生障碍性贫血（原发性及继发性）：纯红细胞再生障碍性贫血分为先天性纯红细胞再障碍性贫血和获得性纯红细胞再生障碍性贫血。③感染性、炎症性及癌症性贫血，及慢性肾脏病所致的贫血等。

2.溶血性贫血：溶血性贫血可由红细胞内在异常因素或红细胞外在因素引起。①红细胞内在异常：红细胞膜结构缺陷，如遗传性球形细胞增多症、椭圆形细胞增多症、阵发性睡眠性血红蛋白尿等；红细胞酶缺陷，如葡萄糖 –6– 磷酸脱氢酶缺乏症、丙酮酸激酶缺乏症、己糖激酶缺乏症等；血红蛋白合成缺陷，如珠蛋白生成障碍性贫血（又称地中海贫血）、血红蛋白病等。②红细胞外在因素：输注血液制品由被动获得抗体引起者如 Rh、A 或 B 同种免疫性溶血；主动产生抗体者如自身免疫性溶血性贫血，药物所致的免疫性溶血性贫血等。非免疫性因素如药物、化学物质、毒素或物理、感染因素引起的溶血。

3. 失血性贫血：包括急性失血性贫血及慢性失血性贫血。只要血红蛋白低于 110g/L，就应到医院检查确诊。隔一两个月到医院复查一次，多次检查后如仍低于参考值，就有必要结合其他如血清铁、叶酸、维生素 B_{12} 的测定来搞清楚贫血的原因，必要时可借助骨髓穿刺检查。

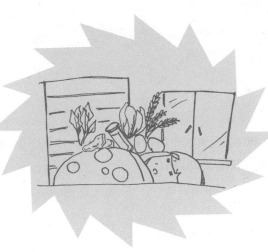

预防及建议

对于儿童，由于生长发育迅速而致造血原料相对不足，以及年轻女性由于月经过多引起生理缺失造成红细胞和血红蛋白可较正常人低，没有必要为此进行专门的补铁治疗。如果贫血不十分严重，只要调整饮食结构就可以达到改变贫血的目的，可以均衡摄取肝脏、蛋黄、谷类等富含铁质的食物。许多蔬菜含铁质很丰富，如黑木耳、紫菜、荠菜等。如果缺铁严重，就要马上补充铁剂。口服铁剂以硫酸亚铁、富马酸亚铁和葡萄糖酸亚铁为佳，因铁以二价铁的形式被吸收。贫血补铁应坚持"小量、长期"的原则。切勿盲目大剂量服药，以免造成铁中毒。铁剂口服应在饭后，避免空腹服药，以减轻铁剂对胃肠道的刺激。补铁的同时维生素 C 的摄取量也要充足，因为维生素 C 可以帮助铁质的吸收。豆制品含钙丰富，奶制品含高磷酸盐，都可以与铁剂络合而生成沉淀，影响铁剂吸收，故应避免合用。茶、咖啡中含有大量鞣酸，能与铁生成不溶性的铁质沉淀而妨碍铁的吸收，也要避免合用。服用铁剂后，血红蛋白恢复正常，不能立即停药，还应在医生指导下再服用一段时间，以补充体内的储存铁，避免再次出现贫血。口服铁剂治疗期间，因铁与大肠内硫化氢反应生成硫化铁，使大便颜色变为黑褐色。这并不表明有消化道出血，停服铁剂后黑便会消失的。

四、血小板

概　述

血小板（PLT）是血液中的一种细胞碎片，体积很小，形状不规则，在出血凝血过程中起重要作用。

参考值

（100 ~ 300）× 10^9/L。

异常释疑

1. 血小板增多：当血小板计数大于 400×10^9/L 时我们就称之为血小板增多，原发性血小板增多常见于骨髓增生性疾病，如慢性粒细胞白血病、真性红细胞增多症、原发性血小板增多症等；继发性血小板增多症常见于急、慢性炎症，缺铁性贫血及癌症患者，此类增多一般不超过 500×10^9/L，治疗后容易纠正，血小板数目很快会恢复正常。脾切除术后血小板会有明显升高，常高于 600×10^9/L，随后会缓慢下降到正常范围。

2. 血小板减少：当血小板计数小于 $100 \times 10^9/L$ 即为血小板减少，常见于再生障碍性贫血、急性白血病、急性放射病等导致的血小板生成障碍；原发性血小板减少性紫癜、脾功能亢进等导致的血小板破坏增多及弥漫性血管内凝血造成的血小板消耗过度。

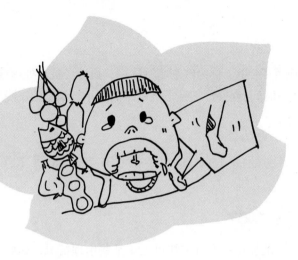

预防及建议

血小板作为促进凝血的重要成分，缺失会引起凝血功能障碍，如果时常出现牙龈出血、皮下瘀斑等表现，需要及早去医院进行检查，排除血液系统疾病，反过来，如果血小板较参考值低，但没有任何出血症状，也不必过于担忧，定期随访，只要血小板不继续减少一般是不会出现较大问题的。对于血小板减少患者的饮食，应供给高蛋白质饮食，饮食中宜多选用牛奶、瘦肉、鱼类、蛋类、豆类等食品。中医认为血小板减少者多久病气虚、神疲乏力，饮食中可常用黄芪、红枣、山药、花生米、枸杞子、桂圆、党参、莲藕、墨旱莲、仙鹤草、羊骨、花生衣、黑豆、扁豆、核桃仁等药食佳品煲粥、煨汤或煎汁食服。血小板减少患者在出血少而渐停时，饮食宜以健脾、益气、摄血为原则，此时宜选择红枣、花生配制成药膳、菜肴，也可以每日适量嚼食。无花果、葡萄干也可经常食用。同时中医认为血热则妄行，出血属热者，宜选用性偏寒凉食物，多对止血有利，如荸荠、莲藕、荠菜、黑木耳、梨、鲜枣等。

五、血沉

概　述

血沉（ESR）称为红细胞沉降率，血液经抗凝处理放入血沉管中，静置一段时间，观察红细胞下沉的距离表示红细胞的沉降速度，即血沉。

参考值

成年男性：0~15mm/h；成年女性：0~20mm/h；儿童：0~12mm/h（魏氏法）。

异常释疑

1.血沉加快：血沉加快可见于某些生理情况，如妇女月经期、妊娠期，60岁以上的老年人，可因血液中纤维蛋白原的增高而致血沉增快。在病理情况下，当有组织变性或坏死性疾病时，由于有血浆球蛋白和纤维蛋白原的变化，或有异常蛋白进入血液，可导致血沉加快，常见于由结核、结缔组织病、风湿热等造成的急、慢性炎症及恶性肿瘤、系统性红斑狼疮、多发性骨髓病、巨球蛋白血症、肝硬化、慢性肾炎等。在贫血、高胆固醇血症时也可出现血沉增快。总的来说，血沉增快的原因复杂，血沉是一种非特异性试验，不能单独用以诊断疾病，需根据具体情况结合相应检查来做判断。另外，贫血也可以使血沉加速。

2.血沉减慢：血沉减慢可见于真性红细胞增多症。

预防及建议

血沉作为一个提示性检验指标，是一项非特异性的化验项目，不能用来独立诊断疾病。血沉加快并不能确定患有哪种病，血沉正常也不意味着没有患病。血沉异常时需要结合其他化验结果和临床资料来分析，才能对疾病做出诊断。 疾病诊断明确后，测定血沉可以用来观察疾病的发展和变化，对于急性炎症性疾病，炎症感染得到控制后，血沉可以迅速恢复正常。对于免疫风湿性疾病，急性活动期血沉加快；病情好转时血沉速度减慢；非活动期血沉可以恢复到参考值范围。对于恶性肿瘤，肿瘤切除后及化疗、放疗治疗有效时，血沉可减慢；肿瘤复发或出现转移时，血沉可再次出现加快。而良性肿瘤血沉一般均表现正常。当出现不明原因的不适，伴有血沉增快时，就应该做个全面检查，以对疾病及早做出诊断后进行相应治疗。

（尹成伟　王倩）

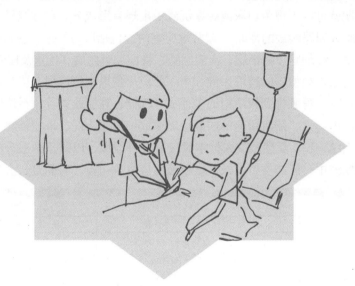

第 4 章

尿 常 规

　　尿常规是临床上三大常规检验中的一项，作为排泄物检查，尿液反映了机体的代谢状况，是很多疾病诊断的重要指标，不少肾脏病变早期就可以出现蛋白尿或者尿沉渣中出现有形成分。尿常规异常常是肾脏或尿路疾病的征兆。尿常规检查内容包括尿的颜色、透明度、酸碱度、红细胞、白细胞、上皮细胞、管型、蛋白质、比重及尿糖。

　　尿常规检查时留取尿液标本一般应尽量取新鲜晨尿，因为夜间饮水较少，肾脏排到尿液中的多种成分都储存在膀胱内并进行浓缩，易于检出异常，随机留取的尿液应以留取中段尿为好。取尿液时应不少于 10 毫升。女性留取尿标本时应避开月经期，以防止阴道分泌物混入尿液中，影响检查结果。取尿液后应尽快送检，时间过长会有葡萄

检查编号：

申请单号：	编号	项 目	结果	参考值	编号	项 目	结果	参考值
姓名：	WBC	白细胞计数		0~2 个 /HP（男性）				
性别：				0~5 个 /HP（女性）				
年龄：	RBC	红细胞计数		<5 个 /HP				
病历号：	PRO	尿蛋白		<0.15g/24h				
科别：	GLC	葡萄糖		0.56~5.0mmol/24h				
床号：								
标本种类：								
送检日期：								
采样日期：								
注：H- 偏高，　　L- 偏低								
临床诊断：								

送检　　　　检验　　　　报告

医师_____日期_____日期_____检验师_____核对者_____

糖被细菌分解、管型破坏、细胞溶解而影响检查结果的准确性。

 一、白细胞

概　述

正常情况下尿液中可有少量白细胞，由于一些原因白细胞大量出现在尿液就形成尿白细胞。

参考值

目前大多数医院尿常规检测都分为镜检和全自动尿液分析仪。镜检离心沉淀后，男性：0~2 个 /HP；女性：0~5 个 /HP（HP 为显微镜高倍视野）。

尿液自动分析仪测量，定性尿白细胞以阳性"＋"表示，正常为阴性"－"。

异常释疑

正常尿液中，可有少量白细胞，一般离心尿每高倍镜视野白细胞为 1~2 个，仍属正常。如每高倍视野超过 3 个白细胞，则称为镜下脓尿。镜下脓尿提示尿道有化脓性炎症，如肾盂肾炎、膀胱或尿道炎、肾结核等；肾小球肾炎时，尿内白细胞也可轻度增多。女性取尿液时要注意避免白带混入尿液造成白细胞增多。

预防及建议

女性由于尿道较短，尿道口接近肛门，所以较容易出现尿路感染，所以对于女性平时要注意个人卫生，养成良好的生活习惯，一旦出现尿路感染的症状，要及时去医院做正规全面的治疗，防止尿路感染慢性化。对于尿路感染者要多饮水，每天 1500~2000ml 以上，饮水可增加尿量，对感染的泌尿道有"冲洗"和清洁作用。忌烟酒。宜吃清淡、富含水分的食物，忌食韭菜、葱、蒜、胡椒、生姜等辛辣的刺激性食品。多吃蔬菜、水果，因其含有丰富的维生素 C 和胡萝卜素等，有利于炎症消退和泌尿道上皮细胞的修复。选择有清热解毒、利尿通淋功效的食物，如菊花、荠菜、马兰头、冬瓜等。忌食温热性食物，如羊肉、狗肉、兔肉和其他油腻食物，以免炎症加剧。

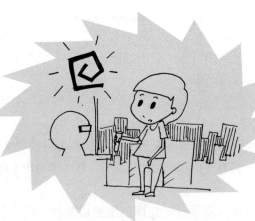

二、红细胞

概　述

尿红细胞，即尿液中出现的红细胞。尿红细胞增多提示泌尿系统（肾脏、膀胱或输尿管）出血，血液进入尿液。这种尿标本也称作血尿，分为肉眼血尿和显微镜下血尿。肉眼血尿即肉眼就可以看出为血色的尿液，当每高倍视野红细胞 >5 个时，虽尿外观并无血色，但被称为显微镜下血尿。

参考值

正常时: <5 个 /HP。当尿红细胞 >10 个时, 尿潜血会出现阳性"+"。如果经过离心沉淀后的尿液, 在显微镜下每高倍视野有 5 个以上的红细胞, 就称为血尿。在高倍镜下, 发现 10 个红细胞就计为"+", 20 个计为"++",30 个计为"+++",40 个计为"++++"也就是说加号越多,说明尿液中红细胞越多。

异常释疑

常见的血尿原因有急性肾小球肾炎、慢性肾炎，需要及时就医，以免耽误病情。急性肾盂肾炎、泌尿系结石、泌尿系统结核、肿瘤、外伤等也可出现血尿。如单纯出现大量血尿提示泌尿系结石的可能性大。

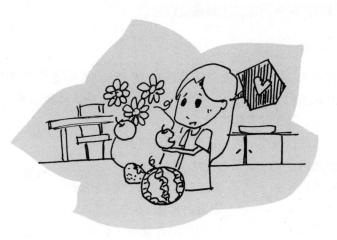

预防及建议

尿检出现红细胞多提示泌尿系统出现问题，建议去医院用位相显微镜区分一下是均一性血尿还是非均一性血尿。肾性血尿由于经过肾小球滤过膜的滤过，红细胞多有变形而表现为非均一性血尿，一旦考虑肾性血尿，建议及早行肾脏穿刺检查，以明确肾病类型，及时治疗。平时养成多饮水习惯；少抽烟或不抽烟，少吃刺激性食物；积极治疗泌尿系统的炎症、结石等疾病。在平时生活工作中，不能经常憋尿，感觉有尿意，即要去排尿，以减少尿液在膀胱存留时间。注意劳逸结合，避免剧烈运动。对于血尿，要及时发现，及早诊断，及时治疗，确诊有困难的，要到医院定期复查。

三、蛋白质

概　述

尿蛋白质即尿蛋白，人体正常状态下尿液里没有蛋白质或只含有微量蛋白质。如果肾脏滤过功能出现问题，会导致血液中蛋白质漏入了尿液而随尿液一起排出形成蛋白尿。

参考值

正常人 24 小时尿蛋白的范围为 <0.15g，常规化验检测为阴性。如检测尿蛋白 >0.15g/24h，即尿蛋白阳性，说明人体排出的尿蛋白量明显增多，属于异常尿蛋白。

根据尿检浊度反应估计尿蛋白的含量如下：

尿蛋白（-）：尿蛋白含量 <0.1g/24h；

尿蛋白（± ~ +）；尿蛋白含量 0.2~1.0g/24h；

尿蛋白（+ ~ ++）：尿蛋白含量 1.0~2.0g/24h；

尿蛋白（++ ~ +++）：尿蛋白含量 >3.0g/24h。

异常释疑

正常人 24 小时尿蛋白定量 <0.15g，如此微量蛋白质普通检测方法不能发现，故尿蛋白检查结果为阴性。超出此范围则可检出，称为蛋白尿。由于尿蛋白试验只是测定一次尿的结果，易受尿液浓缩及稀释程度的影响，常常不能准确反映蛋白尿的程度。人体在剧烈运动、重体力劳动、情绪激动、过冷、过热及在应激状态时，尿蛋白的排出量均可增多，称一过性蛋白尿，在几小时或数天后即可恢复正常。一旦发现尿蛋白阳性，需反复检测，尿蛋白持续阳性，往往代表肾脏发生了病变，可依据尿蛋白阳性的多少来判定肾病损伤的程度以及肾病治疗的效果。因此，出现异常尿蛋白，一定要有效控制并消除，防止病情恶化。当血液中出现大量异常蛋白时，如急性溶血时的血红蛋白、

肌肉损伤时的肌红蛋白、急性白血病的溶酶增高等也可引起蛋白尿。青少年会出现站立位的蛋白尿，卧位时会消失。

预防及建议

尿液中如果混入大量红细胞及白细胞时，尿蛋白可能会出现阳性结果，此时可能是尿路感染或尿路结石而不是肾脏病变引起，在进行相应治疗后，尿蛋白可能就会消失。预防蛋白尿要做到重视每年的体检，控制体重，避免咸、油腻饮食，少吃动物内脏和海鲜，合理应用抗生素、镇痛药及利尿除湿中药，避免长期接触过于潮湿的环境、化学溶剂和重金属。

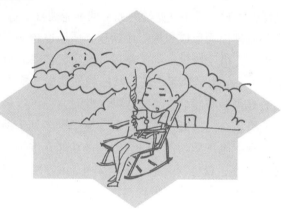

四、葡萄糖

概述

主要是指尿中的葡萄糖。正常人尿中有微量葡萄糖，一般方法测不出来。当血糖超过 8.88mmol/L 时，葡萄糖从尿中排出增加，这就形成了尿糖，临床上称此时的血糖水平为肾糖阈。尿葡萄糖的改变在观察糖尿病病情变化中占有重要地位，但是这要求患者肾糖阈正常时才有观察意义，如果由于肾动脉出现硬化导致肾糖阈发生变化，则不适于用尿糖观察病情。

正常人尿糖（0.56~5.0mmol/24h）甚少，一般方法测不出来，所以正常人尿葡萄糖定性试验为阴性。只有当血糖超过 8.88mmol/L（160mg/dl）时，葡萄糖才能较多地从尿中排出，形成尿糖。

通常，当血液流经肾脏时，其中的葡萄糖通过肾小球滤过到肾小管内，在肾小管内的葡萄糖绝大多数又被重吸收，尿中仅有微量的葡萄糖，用普通方法检测不出来。但肾小管对葡萄糖的重吸收是有限的，当血糖超过肾糖阈时，肾小球滤过的葡萄糖不能被肾小管全部重吸收，剩余部分则随尿排出而形成尿糖。血糖越高尿糖也越多，血糖高于肾糖阈即出现糖尿，低于肾糖阈即无糖尿。健康人在餐后血糖也不会超过 8.88 mmol / L。由于早期无任何症状的糖尿病患者空腹时一般不会出现尿糖，故必须检查餐后 2 小时尿糖，此时血糖浓度最高，尿糖阳性率也高，具有较高的诊断价值。出现尿糖阳性多见于糖尿病、甲状腺功能亢进、肾上腺皮质功能亢进、腺垂体功能亢进等，由于各种原因造成血糖升高超过肾糖阈，出现尿糖阳性，称为血糖增高性糖尿；肾脏疾病由于肾小管吸收功能障碍，肾糖阈降低，在血糖没有达到糖尿病程度时即出现尿糖，称之为肾性尿糖。肾性尿糖的特点是有尿糖升高而不伴高血糖，无论在空腹或饭后任何一次尿标本均会有糖，肾性尿糖不意味着患有糖尿病。大量进食糖类（碳水化合物）、输注大量葡萄糖液体及颅脑外伤、急性心肌梗死等应激状态下也会出现暂时性血糖升高导致尿糖阳性。此外，还有 15% ~25%的正常孕妇在妊娠后几个月里，可出现尿糖，尤其以初产妇多见，这是由于妊娠期肾糖阈降低所致，必须加以鉴别。

部分肾脏病病人或者老年人因肾小球滤过率低，肾糖阈可增高，所以此时血糖升高，但尿糖还一直是阴性。因此，老年人尿糖阴性不能排除糖尿病，需进一步检查血糖。如果检查前服用维生素 C、中药大黄、黄连等，尿检时可能会出现假阳性结果，要注意鉴别，尿糖作为糖尿病血糖控制的一个指标，可以衡量血糖控制的效果，但糖尿病肾病晚期，肾小球滤过下降而肾小管功能正常，尿糖可能正常，但血糖不一定控制理想，所以要以血糖监测为准。预防糖尿病要做到多运动，每个星期至少运动 2~3 次，纠正不良饮食习惯，多食用全谷类食物，以代替精粮。高纤维食物能有效保持血糖稳定。要多吃各种新鲜水果、蔬菜，因为水果、蔬菜富含人体所需的纤维素以及维生素，通过健康饮食以及多做运动来改变肥胖的状态。

（尹成伟）

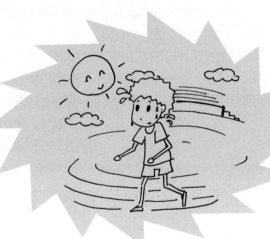

第 5 章

粪　常　规

　　正常粪便由已消化的和消化不全的食物残渣、消化道分泌物、大量细菌和水分所组成。粪便常规检查包括粪便的颜色、性状、细胞、寄生虫、隐血等多项指标。为使读者能够简明扼要地了解粪便常规检查的意义，本书择取了白细胞、红细胞和隐血这三项最重要的指标加以阐述。

　　通过对白细胞、红细胞两项指标的解读，可以了解消化道有无炎症、出血，有无肠道传染病的可能。目前多采用生理盐水涂片后在显微镜下检测。

　　粪便隐血是指消化道出血量很少，肉眼不见血色。粪便隐血检查对消化道少量出血的诊断具有重要价值，可作为上消化道出血、消化道恶性肿瘤的诊断筛选试验。目前有三种检测方法：化学法、免疫法、联合免疫法。其中联合免疫法的特异性好，灵敏度高，抗干扰性强，已被各大医院普遍采用。

				检验报告单				检查编号：
申请单号： 姓名： 性别： 年龄： 病历号： 科别： 床号： 标本种类： 送检日期： 采样日期： 注：H– 偏高， 　L– 偏低 临床诊断：	编号	项　目	结果	参考值	编号	项目	结果	参考值
	WBC	白细胞		未见或偶见				
	RBC	红细胞		无				
		隐血		阴性				

送检 医师	检验 日期	报告 日期	检验师	核对者

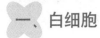

一、白细胞

概　述

白细胞易在黏液中检出，若其形态破坏、结构模糊则被称为脓细胞。检出白细胞常表示肠道炎症，其数量多少可反映炎症的程度。

参考值

未见或偶见少数白细胞。

异常释疑

正常粪便中一般没有或是偶见少数白细胞，如果见到较多白细胞（主要为中性粒细胞），一般为肠道细菌性炎症所致。普通肠炎时，白细胞一般少于 15 个 /HP（高倍镜视野），分散存在；若出现大量白细胞，则多见于细菌性痢疾等较严重的肠道细菌感染，此时粪便中不但会出现大量白细胞，往往还同时伴有大量红细胞。过敏性肠炎、肠道寄生虫病时，则可见到较多的嗜酸性粒细胞。

预防及建议

粪便中若出现大量白细胞则提示肠道细菌感染，腹泻是肠道感染的主要症状之一，同时腹泻也是临床上常见的疾病，尤其是在夏秋季节。临床上将由病原体引起的肠道黏膜炎症，肠道吸收、分泌功能障碍，表现为以大便次数增多、大便性状改变为特征的腹泻，称为感染性腹泻。

感染性腹泻根据大便的性状可以分为分泌性和炎症性两种。分泌性腹泻的粪便呈稀水样，量大，容易引起脱水，腹痛症状较轻，无发热或仅有低热。炎症性腹泻的粪便多为稀便或黏液便，常常伴有脓血，里急后重，便次多，但每次便量较少，腹痛较剧烈，常有发热。两者的病原体也不同，分泌性腹泻常见的病原体有：霍乱弧菌、产毒性大肠埃希菌、金黄色葡萄球菌、难辨梭状芽孢菌、腊样芽孢杆菌、不凝集弧菌等；而炎症性腹泻的常见病原体为：痢疾杆菌、空肠弯曲菌、沙门菌、侵袭性大肠埃希菌、出血性大肠埃希菌、耶尔森菌、产气荚膜梭状芽孢菌、溶组织内阿米巴等。

日常生活中最常见的腹泻多为分泌性腹泻，一般无需服用抗生素，只要服用一些肠黏膜保护剂如蒙脱石散，肠道益生菌如双歧杆菌、乳酸杆菌，及时补充水分、维生素、热量，严重者加用抗动力药如苯哌酰胺或抗分泌药如消旋卡多曲等即可。

一旦粪便中出现脓血，粪便常规检查中出现大量白细胞，或伴有大量红细胞时，则为炎症性腹泻，应进一步做粪便细菌培养以确定病原体，并在医生的指导下，应用抗感染药物进行治疗，同时做好消毒卫生工作。

除感染性腹泻外，肠动力紊乱也会出现腹泻。这类腹泻中，临床上最常见的疾病是肠易激综合征。

34

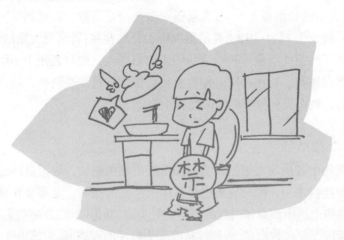

肠易激综合征是一组包括腹痛、腹胀、以大便习惯改变为主要特征，并伴有大便性状异常的症候群，大致可分为腹泻型、便秘型、腹泻便秘交替型和腹痛型，大多数患者伴有明显的失眠、焦虑、抑郁等神经精神症状。肠易激综合征并不是器质性疾病，而是一种功能性疾病，缺乏特异的体征和检验指标，好发于 20~40 岁的中青年，女性多见。其病因尚不明确，但普遍认为精神心理因素在发病中起着重要作用。因此，对于肠易激综合征，药物仅仅是对症处理，心理调适和饮食调理才是关键。

俗话说"病从口入"，肠道感染很多是由于不注意饮食卫生引起的，所以平时生活中一定要注意个人卫生，如上洗手间后，要彻底清洁双手，以免沾污食物或食具，使家人受感染。尤其是家中有婴幼儿的，父母煮食或开奶时，必须保持清洁，父母要以身作则，教导孩子进食前后及上厕所后要洗手，养成良好的习惯。新鲜的蔬菜及水果，必须要冲洗干净，以防农药残留，吃下致病。食物必须煮熟热透，生的或半生熟的食物（如牛肉）容易致病，食物加热时要不时翻转，确保食物热透。煮食时，双手接触过未煮熟的食肉类如家禽、鱼等，事前及事后要洗手，用过的器皿及用具宜以热水冲洗，有消毒作用。厨房用具如刀、砧板要经常清洗，并要保持干爽，以免细菌滋生而成为传播细菌的途径，污染其他食物。新鲜的食物要好好储存，特别是夏秋季节，食物容易变质腐败。

二、红细胞

概　述

红细胞在正常粪便中不应出现，一旦检出红细胞，往往说明肠道下段存在炎症或出血等情况。

参考值

无红细胞。

异常释疑

常见于肠道感染性疾病，如细菌性痢疾、阿米巴痢疾、出血性肠炎等会出现脓血便；溃疡性结肠炎、克罗恩病在疾病活动期会出现反复脓血便；结肠癌也可见大便带血；痔疮出血则多为鲜血。

　　预防肠道感染性疾病，要注意饮食卫生和个人卫生，切断传播途径，并加强传染源的管理。

　　溃疡性结肠炎和克罗恩病都属于自身免疫性疾病，无法预防其发生，在疾病活动期，频繁脓血便使得机体丢失大量的水分、蛋白质、电解质、维生素等营养物质，此时除药物治疗以外，还应该卧床休息，以易消化、富于营养、热量充足的软食为主，可以少食多餐，以利于肠道黏膜的修复。

　　粪便中若混有鲜血，多考虑痔疮出血可能，俗话说"十人九痔"，可见痔疮是一个常见病、多发病。痔疮包括内痔、外痔、混合痔，是肛门直肠底部及肛门黏膜的静脉丛发生曲张，形成一个或多个柔软的静脉团的一种慢性疾病。无痛性、间歇性的便后有鲜红色血是其特点，也是内痔或混合痔早期常见症状。出血一般发生在便前或者便后，有单纯的便血，也会与大便混合而下。血色鲜红，其出血时呈喷射状、点滴状或擦拭带血。引起痔疮的原因很多，比如饮酒、过食辛辣刺激的食物、长时间保持坐位、妊娠、便秘等，都会导致痔疮的发生。一些患者，特别是女性患者，认为痔疮患于不雅之处，不好意思求医；还有些人认为痔疮只是小毛病，治不治都没关系，这种心态往往使得小病变大病，给治疗带来麻烦。

你也看得懂化验单

36

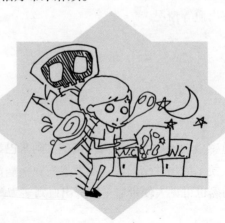

目前治疗痔疮的方法有手术、药物肛塞、药物注射、结扎、激光、射频等，都能取得很好的疗效，但很多患者治疗后经过一段时间，痔疮又再复发，究其原因，不注意预防是复发的重要因素。

要预防痔疮的发生或减少发作，就需要在日常生活中做到以下几点：

1. 饮食宜清淡：尽量避免食用辛辣刺激的食物，如辣椒、胡椒、芥末、生姜、生蒜等；不要饮酒，尤其是烈性酒；不要进食过于肥腻的食物；少吃烧烤食品；少吃热性的水果，如龙眼、榴莲、芒果、荔枝等。

2. 不宜久坐，要进行适当的体育锻炼：以促进血液循环，改善盆腔充血，预防痔疮发生。还可以用自我按摩的方法改善肛门局部血液循环。方法有两种：一种是临睡前用手自我按摩尾骨尖的长强穴，每次约5分钟，可以疏通经络，改善肛周血液循环；另一种方法是用意念，有意识地向上收缩肛门，早晚各1次，每次做30次，这是一种内按摩的方法，可以锻炼肛门括约肌，经常运用，可以改善痔静脉回流，对于痔疮的预防和自我治疗均有一定的作用。

3. 养成良好的排便习惯：最好能做到定时排便。多吃粗纤维的食物，以保持大便通畅。要保持肛门周围的清洁，经常清洗，勤换内裤，内裤不宜过紧，以免影响血液回流。

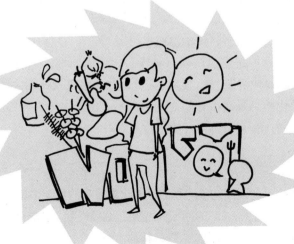

三、隐血

概　述

消化道少量出血，红细胞被肠道破坏吸收，肉眼及显微镜下均无法发现出血，此时可借助隐血试验帮助诊断。粪便隐血试验是判断消化道少量出血的重要检测方法，也是消化道恶性肿瘤的诊断筛选指标。

参考值

阴性。

异常释疑

隐血阳性一般是由于上消化道出血所致。解剖上将屈氏韧带以上的消化道称为上消化道，它包括食管、胃和十二指肠等部位。许多疾病可以出现上消化道出血，最常见的就是胃溃疡或十二指肠溃疡。此外，消化道恶性肿瘤、肝硬化、伤寒、某些药物如阿司匹林、吲哚美辛（消炎痛等）等都可以引起消化道出血。

隐血的多少一般以符号"+"的多少来表示，从1个"+"到4个"+"不等，"+"越多，提示出血也越多。

需要注意的是隐血试验有时候会出现假阳性。部分食物和药物，比如动物的血或肝脏、鱼、瘦肉、大量绿叶蔬菜以及铁剂会造成假阳性。所以如果化验结果有少量隐血的话，不必慌张，可以先停止服食上述食物或药物，三天后再留大便送检复查。

预防及建议

合理的膳食调配是预防和治疗消化道溃疡的重要措施。首先要养成良好的饮食习惯，一日三餐要定时定量，细嚼慢咽，进餐时少说话，不看书报，不看电视，保持思想放松，精神愉快。在饮食上应选用易消化、含丰富蛋白质和维生素的食物，如稀饭、面条、鸡蛋、豆浆、瘦肉、新鲜蔬菜和水果等。避免吃油煎、油炸食物以及含粗纤维较多的芹菜、韭菜等食物及各种粗粮。这些食物不仅粗糙不易消化，还会促进胃酸大量分泌。所谓"无酸无溃疡"，对于刺激性大、促进胃酸分泌的食物，如生葱、生蒜、浓缩果汁、咖啡、牛奶、浓茶以及过甜、过酸、过热、辛辣等食物都应限制或避免食用。甜食可增加胃酸分泌，刺激溃疡面，加重病情；过热食物刺激溃疡面引起疼痛，使溃疡面血管扩张而引起出血；辛辣食物刺激溃疡面，使胃酸分泌增加。同时，还应戒烟、少饮酒，尤其是烈性酒，生活起居要规律，精神放松，保持心情愉悦，以减少溃疡病的诱发因素。

消化道恶性肿瘤也是导致隐血最常见的原因之一，合理的膳食结构对于消化道恶性肿瘤的预防同样非常重要。饮食上要注意多样化、营养齐全、比例适当。尽量少吃腌制酸菜、咸鱼、熏肠、火腿等，这些食品的制作或烹调过程中会产生硝酸盐、亚硝酸盐、亚硝胺类物质及多环芳烃类等致癌物质。不吃霉变、变质的食物，花生、大米、玉米、大豆、高粱容易被黄曲霉菌污染，而黄曲霉素是非常强的致癌物质。膳食纤维素能促进肠道蠕动，利于粪便排出，可缩短潜在致癌物在肠道的停留时间，膳食中的纤维素低，会导致大肠癌发病率升高。食物中的膳食纤维以谷类、蔬菜、水果含量较多，对大肠具有独特的保护功能。多食含维生素 A、维生素 B_2、维生素 C、维生素 E 丰富的食物，有一定的防癌作用。含维生素丰富的食品有：动物肝、蛋黄、鱼肝油、鲜奶、胡萝卜、玉米、绿叶菜、植物油等。绿茶有明显的防癌作用，主要成分是儿茶素，对多种致癌物有抑制作用，能降低胃癌、肝癌、食管癌的发生率。

（张涛）

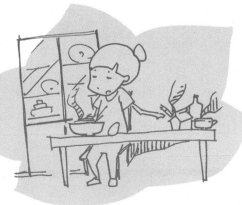

第 6 章

肝 功 能

　　肝脏是人体中一个结构和功能非常复杂的器官，目前临床上常用的反映肝脏功能的检验项目也很多，在解读肝功能化验单的时候，我们应该知道，某一项或几项检验项目的异常可能只是代表肝脏的某一部分结构或某一方面的功能出了问题，但不能直接说明是由什么病因引起的。所以仅仅凭一两个项目异常就直接做出"得了某某病"的结论是不科学的，比如认为"出现谷丙转氨酶升高就一定得了具有传染性的病毒性肝炎"，这是不对的。只有把肝功能检测中的多个项目联系起来看，并且结合临床症状、体征以及其他的必要检查，如超声波等，才能做出比较完整和准确的病因诊断。

检验报告单

检查编号：

申请单号：
姓名：
性别：
年龄：
病历号：
科别：
床号：
标本种类：
送检日期：
采样日期：
注：H– 偏高，
　　 L– 偏低
临床诊断：

_____

编号	项目	结果	参考值	编号	项目	结果	参考值
ALT	丙氨酸氨基转移酶		14~54 IU/L（酶动力学法） 11~66 U/L（干化学法）				
AST	天冬氨酸氨基转移酶		15~41 IU/L（酶动力学法） 15~46 U/L（干化学法）				
TBIL	总胆红素		5.1~20.5 μmol/L（酶动力学法） 3~22 mol/L（干化学法）				
DBIL	结合胆红素		1.7~8.6 μmol/L（酶动力学法） 0~5 μmol/L（干化学法）				
IBIL	非结合胆红素		3.4~17 μmol/L（酶动力学法） 0~19 μmol/L（干化学法）				
ALP	碱性磷酸酶		38~126 IU/L				
TP	血清总蛋白		61~79 g/L（酶动力学法） 63~82 g/L（干化学法）				
ALB	血清白蛋白		35~48 g/L（酶动力学法） 35~50 g/L（干化学法）				
GLB	血清球蛋白		20~35 g/L				

送检　　　检验　　　报告
医师_____日期_____日期_____检验师_____核对者_____

一、氨基转移酶

（一）丙氨酸氨基转移酶

> **概　述**

　　丙氨酸氨基转移酶又称为谷丙转氨酶（ALT），在人体很多组织器官中都有少量存在，而含量最多的是肝细胞。正常情况下，血清中丙氨酸氨基转移酶的活性很低。

> **参考值**

　　14~54 IU/L（酶动力学法）；11~66 U/L（干化学法）。

> **异常释疑**

　　血清谷丙转氨酶升高可以见于剧烈运动后，酶从肝细胞释放入血增加，但这种升高是一过性的，更多情况下，血清谷丙转氨酶升高是由各种原因引起的肝细胞损伤造成，常见的原因有：

　　1. 急性病毒性肝炎，在发病的早期，血清谷丙转氨酶的值常常可达到正常值的 10 倍以上。

　　2. 慢性病毒性肝炎，当病变处于活动期时，谷丙转氨酶的血清值往往是正常参考值的 3~5 倍，而病变处于迁延期时，往往不超过参考值的 3 倍。

　　3. 脂肪肝、肝硬化、原发性肝癌，这些疾病都可以引起血清谷丙转氨酶的轻度到中度升高，但并非一定会升高。

　　4. 各种胆道疾病引起胆道梗阻。

　　5. 其他原因可见于急性心肌梗死、右心功能不全、其他部位的急性感染、药物引起的肝损伤等。需要注意的是，血清谷丙转氨酶异常值越高，说明肝细胞损伤的程度越严重；但此数值越低，并不一定意味疾病的严重性就越低，或预后就越好。

1. 对于单独或偶尔出现的血清谷丙转氨酶异常，不应妄下结论，也不必过分紧张，应注意是否有其他伴随的不适症状和其他相关化验指标的异常，必要时应进行复查，并可进行其辅助检查，比如超声波、CT 等。

2. 对于明确诊断的疾病引起的血清谷丙转氨酶异常，首先应该积极治疗原发病，同时可以采用一些食疗的方法，比如：五味子具有保肝降酶的作用，蜂蜜具有保肝解毒的作用，枸杞子、红枣等也具有保肝作用，可根据个体情况选择采用。

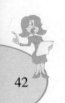

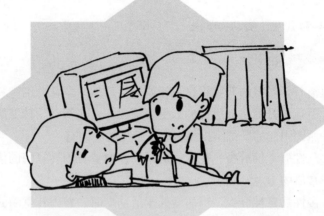

附：脂肪肝

近年来，在中青年人群中，引起谷丙转氨酶异常的因素中脂肪肝所占的比例越来越高。脂肪肝指的是肝脏组织中脂肪含量超过 10% 时造成的一系列病理性变化和症候群，根据病因可分为酒精性和非酒精性，在中国以后者为主，又可以根据严重程度分为单纯性脂肪肝和脂肪性肝炎。

脂肪肝患者的常见症状有：右侧胁肋部胀痛或刺痛、反复疲劳感、纳差等，也可以没有明显症状，不少脂肪肝患者还伴有肥胖、糖尿病、高脂血症等。如果在体检中发现谷丙转氨酶和（或）谷草转氨酶异常，并且体形肥胖，或者患有高脂血症、糖尿病，当反复或持续出现乏力、右侧胁肋隐痛或胀痛等症状，不妨进一步做腹部超声检查，以明确诊断。不良的生活方式和饮食习惯是造成脂肪肝发病率持续升高和发病年龄年轻化的主要原因。良好的生活方式、健康的饮食和合理的运动是预防和治疗脂肪肝的重要手段，对于不伴有高脂血症和糖尿病、肝功能指标正常或仅为轻度异常的脂肪肝患者，甚至可以通过科学的非药物治疗方法治愈脂肪肝。

1.良好的生活方式：起居作息有规律，劳逸结合，善于调节自己的不良情绪。

2.健康的饮食：①少吃高脂肪、高热量的食物，如肥肉、动物内脏，以及一些胆固醇较高的水产品如带鱼、鳗鱼、鱿鱼、蟹（尤其是蟹膏、蟹黄）等；同时烹饪方法应少用煎、炸、烤，少放油、糖、盐，烹饪油宜选用橄榄油、玉米油、葵花籽油、茶油等含胆固醇较少和不饱和脂肪酸较多的食用油；少吃甜食，少喝含糖饮料。②多食用高蛋白质、低脂肪和富含食物纤维的食物，前者如瘦肉、淡水鱼虾、大豆制品、低脂或脱脂牛奶等；后者如新鲜的蔬菜和水果、玉米、红薯、燕麦等。③戒烟忌酒，三餐定时，晚餐不宜吃得过饱，避免进食夜宵。④无论是绿茶、乌龙茶、红茶还是普洱茶，都具有一定的降脂作用，可以根据个人的体质及喜好选择。黑木耳既是烹饪佳品，又具有调节血脂的作用。枸杞子不仅可以调节血脂，还有保肝作用，可以单独或与菊花一起泡水喝，也可以作为烹饪时的配料。还有生山楂、决明子、冬瓜皮、荷叶等也都可以泡水饮用，既是不错的饮品，也具有调节血脂的作用。⑤合理运动的原则是适量、个体化、循序渐进和坚持。一般宜选择强度为轻到中等度的有氧运动，比如游泳、慢跑或快走、仰卧起坐、打太极拳或做瑜伽等，每周坚持运动4~5次，每次最好持续40分钟到1小时。另外，久坐或长期以车代步的习惯都易使腹部的脂肪堆积，也是促成脂肪肝发生的重要因素，应该避免。

常用的食疗方：

（1）荸荠枸杞菊花柠檬茶

原料：荸荠、枸杞子、白菊花、柠檬、蜂蜜。

制作方法：荸荠洗净去皮，切成小块，加入枸杞子，用清水煮开，趁热加入适量白菊花和柠檬1~2片，待水温降至适合饮用时再加入一匙蜂蜜搅匀即可饮用。

食用方法：可作为日常茶饮时时饮用，头道茶饮干后可续入开水，再泡再饮，一般两至三道茶味变淡后可取食其中的荸荠肉，蜂蜜一般只在头道时调入，以免摄入过多糖分。

功效：清肝明目，保肝降脂。其中，荸荠有清热去肝火的作用，菊花清肝祛风明目，枸杞子降脂保肝益肾，柠檬疏肝理气，蜂蜜养阴清热、保肝解毒。因此，这款茶饮特别适合作为急性肝炎恢复期或慢性肝脏功能损伤患者的食疗方，也是春季的健康茶饮佳品。

（2）荸荠山药绿豆（赤豆）薏米粥

原料：荸荠、山药、绿豆（或赤豆）、薏苡仁（即米仁）。

烹制方法：荸荠和山药洗净去皮切成小块，加入绿豆（或赤豆）、薏苡仁和清水，熬煮成粥。煮的过程中要时常搅动，以防山药粘锅底烧焦。

功效：保肝解毒。荸荠清肝热；山药健脾利湿，补益肝肾；绿豆性凉而清热解毒，赤豆性温而利水解毒，两者可根据个人体质、口味及季节而选其一；薏苡仁清热利湿，健脾和胃。这款粥品适合有轻度转氨酶异常的患者作为食疗之用，如果服食时调入少量蜂蜜，既可以调味，也可以增加保肝解毒、润肠通便的功效。

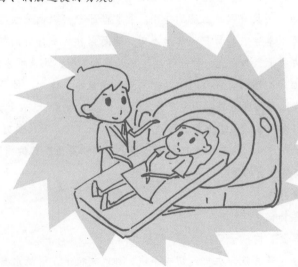

（二）天冬氨酸氨基转移酶

概　述

天冬氨酸氨基转移酶又称谷草转氨酶（AST），在肝脏细胞中的含量仅次于心肌细胞，因此常用来与谷丙转氨酶一起判断肝脏细胞的损伤情况。

参考值

15~41 IU/L（酶动力学法）；15~46 U/L（干化学法）。

异常释疑

通常情况下，引起血清谷草转氨酶升高的肝脏方面的原因与引起血清谷丙转氨酶升高的原因基本一致。既然这样，我们为什么还要同时检验这两个项目呢？这不是有重复之嫌吗？实际上，这两者之间存在一定的关系和变化规律，这些规律在判断病情时非常有用。比如正常情况下，血清谷草转氨酶的值大约是谷丙转氨酶的 1.15 倍，在急性肝炎的恢复期，往往是谷草转氨酶比谷丙转氨酶更早恢复到正常水平，而在肝硬化的病人中，谷草转氨酶的异常程度常常超过谷丙转氨酶。

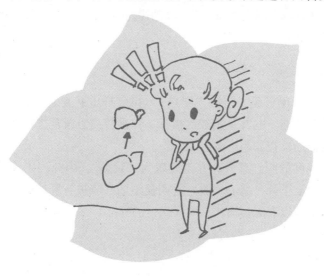

二、胆红素

（一）总胆红素

概　述

　　胆红素是人体内血红蛋白的代谢产物，包括结合胆红素和非结合胆红素，在正常情况下，血清中的胆红素主要是非结合胆红素，被肝细胞摄取并加工后的是结合胆红素，由于大部分通过胆汁排泄到肠道，因此血清中的结合胆红素很少，血清结合与非结合胆红素的总和就是总胆红素（TBIL）。

参考值

　　5.1~20.5μmol/L（酶动力学法）；3~22 μmol/L（干化学法）。

异常释疑

　　一般而言，仅凭血清总胆红素的异常，只能粗略判断黄疸的程度，只有与结合或非结合胆红素的异常情况联系起来，才能判断黄疸的类型并有助于分析病因和预后。

预防及建议

　　1. 当出现巩膜（俗称"眼白"）和全身皮肤发黄时，称作黄疸，应化验肝功能，尤其是胆红素指标，并进行粪、尿常规检查，同时进行其他辅助检查如超声波、CT等。

　　2. 轻度的胆红素升高并不表现为"黄疸"，因此当出现右侧胁肋部痛、食欲下降、恶心、呕吐等明显不适，应进行肝功能等检查，而不应简单地以有无黄疸作为判断病情的标准。

（二）结合胆红素

概　述

结合胆红素（DBIL）是胆红素被肝细胞摄取并加工后的产物，大部分成为胆汁的组分，因此正常情况下在血清中很少。

参考值

1.7~8.6 μmol/L（酶动力学法）；0~5 μmol/L（干化学法）。

异常释疑

当血清总胆红素异常升高，并且结合胆红素与总胆红素比值 >60% 时，常称为阻塞性黄疸，说明胆道系统出现梗阻的情况，比如：急性化脓性胆管炎、肝内胆管或胆囊结石梗阻、胆道恶性肿瘤以及原发性胆汁性肝硬化和原发性硬化性胆管炎等。当血清总胆红素升高时，结合胆红素与总胆红素比值在 40%~60% 时，往往称为肝细胞性黄疸，表明肝细胞出现病理性损伤，包括各种肝炎、肝硬化等。

47

预防及建议

1. 当出现大便颜色变成灰白色陶土样时，应注意可能出现胆道系统梗阻应该及时就医。

2. 急性胆囊炎伴有胆石症或急性胆管炎时，常见总胆红素和结合胆红素升高，同时也可见到碱性磷酸酶升高。需要说明的是，和脂肪肝一样，胆囊炎的确诊不能仅仅凭化验结果，而必须结合临床症状和影像学检查（如超声波、CT 等）。胆囊炎是由于某些因素的刺激造成胆囊内壁水肿、胆囊积液、胆囊平滑肌痉挛，从而引起右上腹持续性绞痛的疾病，根据起病的速度、病程的长短、症状的严重程度和持续时间以及发作的频率，又可以分为急性胆囊炎和慢性胆囊炎。诱发胆囊炎的刺激源包括：寄生虫感染或寄生虫卵引起的变应反应、细菌感染、胆结石梗阻引起胆汁排出受阻、高脂肪饮食等，尤以后两种因素为多见。

3. 不良的饮食习惯是造成胆囊炎的重要原因。因此，对于胆囊炎患者而言，除了必要的药物治疗外，饮食控制是最重要的手段。具体的饮食干预方法与前述脂肪肝的饮食干预方法相同，可以参考前文。在此尤其需要强调的是，预防胆囊炎一定要三餐定时有规律，避免过饥过饱和暴饮暴食，特别是应避免不吃早餐的不良习惯，因为早晨胆囊中储存了大量的胆汁，经常不吃早餐容易造成胆汁排出减少、浓缩，胆盐刺激胆囊壁会引起炎症，胆盐析出结晶，可引起结石。

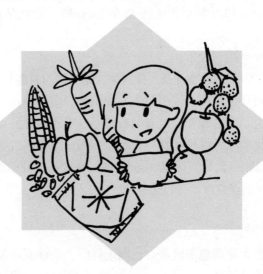

（三）非结合胆红素

概　述

非结合胆红素（IBIL）可以理解为未经肝细胞摄取和加工的胆红素，正常情况下血清中的胆红素主要以非结合胆红素的形式存在，又称为间接胆红素。

参考值

3.4~17μmol/L（酶动力学法）；0~19μmol/L（干化学法）。

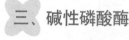 **异常释疑**

当血清总胆红素异常升高，并且非结合胆红素与总胆红素比值 >60% 时，说明红细胞的破坏出现异常增加，因而作为血红蛋白分解产物的血清非结合胆红素也异常增多，所以这种情况又称为溶血性黄疸，病因包括：输血反应、溶血性贫血以及重度烧伤等。

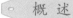 **预防及建议**

1. 对于溶血性黄疸的非结合性胆红素升高，治疗方面主要是去除病因，治疗原发病。

2. 肝细胞黄疸时，非结合胆红素和结合胆红素都会升高，除了积极治疗原发病外，也可以适当进食一些具有保肝、促进肝组织修复和再生的食物，比如蜂蜜、红枣等。

三、碱性磷酸酶

概述

血清碱性磷酸酶（ALP）主要由肝脏产生，其他一些器官如骨骼、肾脏以及胎盘组织均有不同程度的产生。

参考值

38~126 IU/L。

异常释疑

血清碱性磷酸酶的升高并非都属于病理性的，生理情况下比如妊娠期妇女从 3 个月开始血清碱性磷酸酶水平会逐步升高；儿童、青少年因为骨骼生长活跃而出现碱性磷酸酶升高；绝经后的妇女因为骨质疏松、破坏增加而造成碱性磷酸酶上升。病理性的血清碱性磷酸酶升高最常见于肝胆系统疾病：各种原因引起的肝炎、肝硬化可引起碱性磷酸酶轻度升高;胆道结石、急性化脓性胆管炎、原发性胆汁性肝硬化、胆道肿瘤、肝癌等引起的胆道梗阻时，由于肝细胞产生的碱性磷酸酶无法经过胆道排泄入小肠，从而造成血清碱性磷酸酶明显升高。当然，血清碱性磷酸酶升高也可见于骨骼系统疾病,如骨肿瘤、骨折恢复期等。

预防及建议

病理性的碱性磷酸酶异常应该在医师指导下治疗原发病。

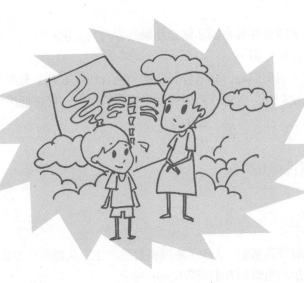

四、蛋白质

（一）总蛋白

概述

血清总蛋白（TP）是白蛋白和球蛋白的总和。肝脏是蛋白合成和代谢的主要器官，因此当肝脏处于病理状态下，肝脏功能受到影响时，蛋白的合成与代谢也会出现异常，而血清总蛋白、白蛋白、球蛋白水平以及白蛋白与球蛋白的比值关系是评价肝功能及诊断相关疾病的常用参考指标。

61~79 g/L（酶动力学法）；63~82 g/L（干化学法）。

血清总蛋白升高的情况很少见，可见于重度中暑、腹泻等造成严重脱水时出现体液浓缩而短暂升高。而血清总蛋白降低的原因可以分为：摄入不足、消耗或丢失过多以及肝脏疾病引起的合成障碍。摄入不足的情况，如营养不良、胃肠功能障碍、短肠综合征等；消耗或丢失过多的情况，如重症感染、严重烧伤、急性大量失血、恶性肿瘤、甲状腺功能亢进、骨折恢复期以及肾脏疾病引起的长期蛋白尿造成蛋白质流失；引起血清总蛋白下降的肝脏疾病，如急性重症肝炎、慢性肝炎、肝硬化以及原发或转移性肝癌等。

1. 对于单纯性营养不良患者，纠正低蛋白主要通过增加摄入高蛋白质食物，包括动物性和植物性蛋白质。

2. 对于因胃肠功能障碍造成蛋白质摄入不足，或因严重烧伤、创伤、大手术引起的短时间内蛋白质大量消耗，可以考虑采用静脉输注氨基酸制剂或直接输注人血白蛋白，可在较短时间内快速增加合成蛋白质的原料或直接提高血清白蛋白。

（二）白蛋白

血清白蛋白（ALB）在人体中具有重要的生理功能，而且许多药物进入人体后要与白蛋白结合才能发挥作用，因此血清白蛋白降低不仅能反映已经发生的病理情况，而且其持续降低往往提示患者的预后不佳。

51

35~48 g/L（酶动力学法）；35~50 g/L（干化学法）。

异常释疑

引起血清白蛋白异常的病因通常与引起总蛋白下降的病因一致，这是因为正常情况下血清总蛋白中白蛋白的比例要占到一半以上，白蛋白的下降也同时表现为总蛋白的下降。为了更好地鉴别诊断，在关注血清白蛋白绝对值的同时，我们还需要参考另一个相对值，即白蛋白与球蛋白的比值。

预防及建议

1. 对于肝硬化失代偿期或肾病综合征患者，提高血清白蛋白水平不能急于求成。肝硬化患者短时间内摄入大量动物性蛋白质会造成血氨升高，引起肝性脑病。而肾病综合征患者应根据肾功能水平，严格控制摄入一定量优质蛋白质（动物性蛋白质），以免进一步加重肾脏负担。

2. 一些食物如大枣、胡桃肉等，有促进肝脏合成白蛋白的作用，因此，肝功能正常或轻度损伤的低蛋白血症患者在日常食疗时可以选择。

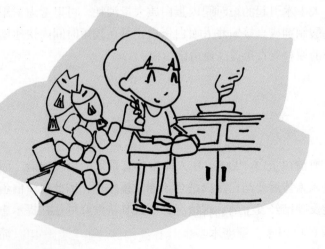

推荐食疗方：

（1）姜枣鲫鱼汤

原料：新鲜河鲫鱼 1~2 条，生姜 5 片，大枣 10~20 枚。

制作方法：原料洗净，放入沙锅中，加清水适量，不加油盐，大火煮开后再用小火炖煮 1 小时，煮毕只取汤汁，尤其注意要滤清其中的细小鱼刺，饮用时一次量不宜过大，也不应大口猛喝。

食用方法：每日 2~3 次，徐徐温服。需要注意的是：原料要新鲜，每次煮的汤量不宜过大，以当日能喝完为宜。

功用：鲫鱼能暖胃利尿；生姜不仅可以去腥暖胃，其所含的姜黄素还有保肝的作用；大枣健脾和胃，并且有促进白蛋白合成的作用。这个汤比较适合慢性肝炎伴有低蛋白血症以及肝硬化失代偿早期的患者食用，不仅有一定的利尿保肝促进蛋白合成的作用，而且还可增进食欲，无渣较易吸收，不加盐也是为了防止水钠潴留，符合肝硬化患者的食物宜忌。这款食疗方也特别适合患有慢性消耗性疾病、营养不良、需要鼻饲的患者。

（2）胡桃芝麻炒麦粉

原料：胡桃肉、黑芝麻、小麦粉各若干。

制作方法：将胡桃肉、黑芝麻分别打成粉，取适量小麦面粉，放入干燥的铁锅中，以小火不断翻炒，炒至面粉色泽呈均匀的黄色，并散发出香气，即成炒麦粉，冷却备用。

食用方法：胡桃肉粉、黑芝麻粉、炒麦粉取用分量比例为 1∶1∶2，徐徐加入开水，边加边用汤匙或筷子搅拌，直至成糊状，没有糖尿病者可加入少许饴糖（麦芽糖）。每天食用 1~2 次，每次适量。

功用：这款食物比较适合胃肠功能不佳、患有慢性消耗性疾病、营养不良的患者选用。胡桃肉有促进肝脏合成白蛋白的作用，补益肝肾；黑芝麻养血柔肝补肾。以上两种食材都含有丰富的不饱和脂肪酸，不仅可以降血脂，也都有润肠通便的作用。小麦面粉经过炒制后，不仅谷香四溢，令人食欲一振，而且它具有很好的助消化、健脾和胃的功效，单独服用还有止泻的作用，放在这里则可以促进胃肠对胡桃、芝麻的消化吸收，更好地发挥功效，加入适量的饴糖不仅可以调味，饴糖本身也具有温中健脾的食疗作用。如果是急性

53

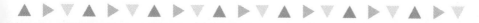

肝炎的恢复期或者慢性肝炎的患者，也可以把饴糖换成具有保肝解毒功效的蜂蜜，而如果患者平素体质偏热，舌质较红，舌苔比较黄，大便比较干结，那么除了胡桃、黑芝麻、蜂蜜以外，可以少放甚至不放炒麦粉。

（三）球蛋白

概　述

血清球蛋白（GLB）主要参与体内的一些免疫反应。

参考值

血清球蛋白：20~35 g/L；白蛋白 / 球蛋白：1.3~2.3。

异常释疑

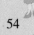

54

由于前文所述肝脏对于白蛋白代谢的重要性，因此很多肝脏疾病时球蛋白的升高往往伴有白蛋白的下降，甚至严重时出现白蛋白 / 球蛋白 <1，我们通常称为"白 / 球比例倒置"。球蛋白升高并伴有"白 / 球比例倒置"常见于：急性重症肝炎、慢性活动性肝炎、肝硬化、肝癌等。球蛋白升高不伴有白蛋白下降或白蛋白轻度下降，但白蛋白与球蛋白比例正常的情况可见于：急性肝炎、轻度肝脏损伤以及自身免疫性疾病如强直性脊柱炎、系统性红斑狼疮、类风湿关节炎、桥本甲状腺炎、溃疡性结肠炎等。

预防及建议

血清球蛋白的异常总与疾病有关，除了治疗原发病外，在日常饮食中不妨增加一些具有保护肝脏功能、促进肝组织修复以及调整机体免疫功能的食物，如银耳、蜂蜜、芦笋、菌菇类等。

（何淼）

五、各型肝炎指标

（一）甲型肝炎

概述

机体在显性或隐性感染甲型肝炎病毒（HAV）后会产生抗体，抗甲型肝炎病毒抗体主要有 IgM 型和 IgG 型两种，前者通常在急性期和恢复期出现，后者要在恢复后期才出现，并可维持多年，这项化验就是通过检验血液中是否存在甲型肝炎病毒抗体来判断是否患有或曾经患有甲型肝炎。

参考值

抗甲型肝炎病毒抗体 IgM（抗 –HAVIgM）：阴性；抗甲型肝炎病毒抗体 IgG（抗 –HAVIgG）：阴性（酶联免疫吸附法即 ELISA 法）。

异常释疑

1. 当抗甲型肝炎病毒抗体 IgM 出现阳性时，表示患者近期出现感染。甲型肝炎患者在病毒感染的早期，转氨酶升高前或黄疸前一周，血清中抗甲型肝炎病毒抗体 IgM 急剧增高，通常持续 3 个月左右，以后逐渐被抗甲型肝炎病毒抗体 IgG 所取代，即使再次暴露于甲肝病毒，也不能再激发抗甲型肝炎病毒抗体 IgM 的上升。因此，抗甲型肝炎病毒抗体 IgM 是急性甲型肝炎感染的标志，其检测方法是临床上诊断早期甲型肝炎的一种可靠方法。

2. 当抗甲型肝炎病毒抗体 IgG 出现阳性时，表示患者曾经被甲肝病毒感染，对甲肝病毒已经产生免疫力，目前体内已无甲型肝炎病毒。抗甲型肝炎病毒抗体 IgG 可以长期存在，甚至终生能检出，它是一种保护性抗体，能中和甲肝病毒的感染性。

甲型病毒性肝炎是由甲型肝炎病毒引起的消化道急性传染病。其主要症状通常有不明原因的乏力、食欲减退、恶心、厌油、腹胀、稀便、肝区疼痛等，甚至伴有小便赤黄、巩膜黄染（即白眼球变黄），部分病人可有大便变灰白、全身皮肤变黄等黄疸症状，严重者可出现高热、频繁呕吐、重度腹胀或有呃逆、打嗝，直至出现神志异常、昏迷。实验室检查尿胆原及尿胆红素呈阳性，血清谷丙转氨酶升高，黄疸型者血清总胆红素、直接胆红素均升高，抗甲型肝炎病毒抗体 IgM 阳性，即可确诊为急性甲型病毒性肝炎。

甲型肝炎病毒主要经粪—口途径传播，患者和隐性感染者为传染源，病毒常在患者转氨酸升高前的 5~6 天就存在于患者的血液和粪便中，随患者粪便排出体外，通过污染食物、食具、水源、海产品（如毛蚶）等的传播可造成散发性流行或大流行。也可通过输血或注射方式传播，但由于甲肝病毒在患者血液中持续存在时间很短，故此种传播方式较为少见。

你也看得懂化验单

56

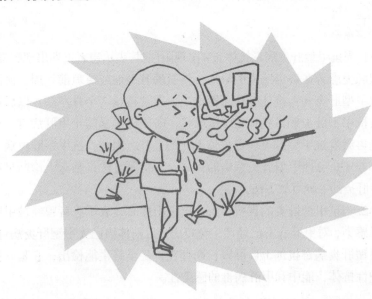

甲型病毒性肝炎的预防关键在于把好"病从口入"关。对于急性甲型肝炎病人要早发现，早隔离，早治疗，加强粪便管理，保护水源；搞好饮水、饮食卫生；不喝生水，不吃不干净的食物，生吃瓜果要洗净，蛤蜊、毛蚶等水产品可能黏附甲肝病毒，不要生吃或半生吃，直接入口的食物如酱菜、凉拌的菜，不要在可能受污染的水中洗涤；注意茶具、餐具及手的卫生。目前已有甲型肝炎疫苗，注射一次即可获得持久免疫力。在甲型肝炎流行期间可以口服板蓝根冲剂予以预防，儿童体内抵抗甲肝的抗体水平很低，所以，在与甲型肝炎病人接触后2周内，及时注射丙种球蛋白，能保护不发病。

（二）乙型肝炎

概　述

乙肝五项俗称乙肝二对半，是目前医院最常用的乙型肝炎病毒（HBV）感染血清标志物。包括乙肝表面抗原（HBsAg）、乙肝表面抗体（HBsAb）、乙肝 e 抗原（HBeAg）、乙肝 e 抗体（HBeAb）、乙肝核心抗体（HBcAb）五项指标。通过检测乙肝五项可以确诊是否感染乙肝及感染的具体情况，区分"大三阳"、"小三阳"。

1. 乙肝表面抗原（HBsAg）：就是过去人们经常说的"澳抗"，因为它最早是在澳大利亚发现的，所以称为"澳抗"。表面抗原是一种蛋白质，它是乙肝病毒的外壳。表面抗原大量存在于感染者血液中，是乙肝病毒感染以及检测的主要标志物。

2. 乙肝表面抗体（HBsAb）：乙肝病毒侵入了人体，就会诱导人体产生抵抗它的物质。这种物质也是一种蛋白质，被称为抗体。抗体对人体有保护能力。如果血液中检测出表面抗体，就意味着机体对乙肝病毒产生了抵抗力，是疾病恢复、预后良好的血清学标志。

3. 乙肝 e 抗原（HBeAg）：是乙肝病毒核心颗粒中的一种可溶性蛋白质，是人体感染乙肝病毒后跟随乙肝表面抗原出现的第2个血清学抗原标志物，它是乙肝病毒复制的标志，可以判定传染性的大小。

4. 乙肝 e 抗体（HBeAb）：是机体受乙肝 e 抗原刺激后产生的抗体，

无保护作用。乙肝e抗体的出现表示乙型肝炎相对好转，标志着乙肝病毒的复制已经从活跃转为相对静止，血中带毒量减少，传染性也相对降低了。

5. 乙肝核心抗体（HBcAb）：乙肝病毒除了外壳还有核心，核心抗原是乙肝病毒复制的标志，但外周血中几乎检测不到，故不做检测。而乙肝核心抗体，是乙肝核心抗原刺激肝细胞产生的一种免疫球蛋白，对机体也没有保护作用，是曾经感染过或正在感染者都会出现的标志。

参考值

乙肝表面抗原（HBsAg）：0~0.05 IU/ml；乙肝表面抗体（HBsAb）：<10 IU/ml；乙肝e抗原（HBeAg）：<1.0 S/CO；乙肝e抗体（HBeAb）：>1.0 S/CO；乙肝核心抗体（HBcAb）：<1.0 S/CO（放射免疫法）。

异常释疑

1. 乙肝表面抗原（HBsAg）：是乙型肝炎的一个重要诊断指标，多数急性乙型肝炎患者在疾病的潜伏期即可检出乙肝表面抗原，慢性活动性肝炎、慢性迁延性肝炎、肝炎后肝硬化、原发性肝癌等，也可检出乙肝表面抗原。乙肝表面抗原携带者的血清中乙肝表面抗原阳性结果持续时间可能很长，但并不表现出疾病。

2. 乙肝表面抗体（HBsAb）：如果检查发现乙肝表面抗体阳性，证明以往有过乙型肝炎病毒感染，已经恢复或注射过乙型肝炎疫苗，机体产生了一定的免疫力。

3. 乙肝e抗原（HBeAg）：它的出现往往是乙型肝炎的早期或者是活动期。如果检查时有乙肝e抗原阳性，就表示乙肝病毒在人体内复制活跃，血中带毒量大，传染性强，所以，乙肝e抗原阳性绝对不是一件好事情。如果乙肝e抗原阳性持续时间大于10周以上或更长时间，患者可能进展为慢性持续性感染，肝组织常有较严重的损害，急性乙型肝炎容易演变成慢性肝炎或肝硬化。乙肝e抗原阳性孕妇有垂直传染性，9%以上的新生儿将受乙型肝炎病毒感染，乙肝e抗原也为阳性。

4. 乙肝e抗体（HBeAb）：表示乙型肝炎相对好转，乙肝病毒的复制已经从活跃转为相对静止，传染性也相对降低，慢性乙型肝炎、肝硬化、肝癌都会出现。

5.乙肝核心抗体（HBcAb）：它是既往感染过或近期感染者都会出现的标志。表明肝内乙肝病毒复制活跃，肝细胞受损较重，并且传染性较强。乙肝核心抗体对乙型肝炎无保护作用，其持续阳性可长达数十年甚至保持终身。乙肝二对半检查结果见下表。

表 乙肝二对半的几种常见结果

	HBsAg	HBsAb	HBeAg	HBeAb	HBcAb
a	−	−	−	−	−
b	＋	−	−	−	−
c	−	＋	−	−	−
d	＋	−	＋	−	＋
e	＋	−	−	＋	＋
f	−	＋	−	＋	−
g	−	−	−	＋	＋
h	−	＋	−	＋	＋
i	＋	−	−	−	＋
j	−	−	−	−	＋

注：

a：乙肝二对半全阴性。表示既没有感染过乙肝病毒，也没有注射过疫苗，体内没有保护性抗体，属易感人群，易感染乙肝病毒，建议立即接种乙肝疫苗。

b：乙肝二对半1阳性。可以是急性乙型肝炎感染早期，或者感染潜伏期，也可以是慢性乙肝病毒携带者，传染性弱。

c：乙肝二对半2阳性。表示曾经感染过乙肝病毒，现已完全恢复，或者是健康人接种乙肝疫苗后产生保护性抗体，具有免疫力。

d：乙肝二对半1、3、5阳性，俗称"大三阳"。表示是急性感染，或者是慢性携带，体内病毒数量多，病毒复制活跃，传染性强。

e：乙肝二对半1、4、5阳性，俗称"小三阳"。意味着急性感染，或者是慢性携带，体内病毒数量少，病毒复制低下，传染性弱，长期持续易癌变。

f：乙肝二对半2、4阳性。感染过乙肝病毒，现已完全恢复，保护性的抗体已经出现，对乙肝病毒已具有抵抗力，不易感染乙肝病毒，这就是治疗乙肝最理想的结果，但若乙肝病毒脱氧核糖核酸（HBV-DNA）阳性，则表明病毒发生变异。

g：乙肝二对半4、5阳性。表示既往感染乙肝病毒，现处于恢复期。乙肝表面抗原已经消失，但保护性的抗体还没有出现，对乙肝病毒没有抵抗力，并且乙肝e抗体不能长期持续存在半年以上，否则说明体内仍有病毒。

h：乙肝二对半2、4、5阳性。表示乙型肝炎处于恢复期，保护性的抗体已经存在，乙型肝炎病毒已经或者是即将被清除，但乙肝e抗体不能长期持久地存在，乙肝e抗体不久也会消失，成为2、5阳性，若乙肝e抗体半年后不消失，说明体内病毒已发生变异，需要给予重视，加强治疗。

i：乙肝二对半1、5阳性。表示急性感染，或者是慢性携带，病毒复制低下，传染弱，或者处于恢复期。

j：乙肝二对半5阳性。可以是急性感染的窗口期，也可能是处于恢复期，保护性的抗体还没有出现，或者是感染过乙肝病毒，但没有检测出乙肝表面抗体。

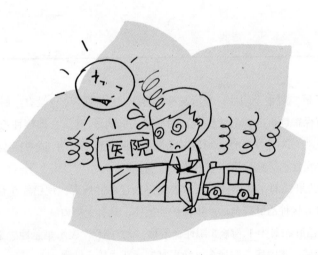

附：乙型肝炎

乙型病毒性肝炎是目前我国病毒性肝炎的主要类型，是当今社会威胁人体健康的主要传染性疾病之一。乙型肝炎患者及乙型肝炎病毒携带者占我国人口的1/5左右。如果不及时有效地治疗，病毒会在体内反复复制，会导致病情加重，发展到肝纤维化、肝功能衰竭，甚至肝癌。

乙型病毒性肝炎与甲型病毒性肝炎不同，是一种主要通过血液传播的传染病。乙型肝炎患者及病毒携带者的血液、尿液、粪便、唾液、阴道分泌物、精液等都含有乙肝病毒，与感染者的血或其他体液接触时就容易被感染。如输入没有检验乙型肝炎病毒的血制品，皮肤有小伤口及黏膜破损时暴露于患者血液或体液，静脉注射毒品（与他人共用针头），牙医和其他医学手术、美容手术（纹身、穿孔），性接触传播等都可以引起感染。患急性乙肝和携带乙肝病毒表面抗原阳性的育龄妇女，可以通过妊娠和分娩将乙肝病毒传给新生儿。日常生活中容易造成伤口的物件比如刮胡刀、指甲剪等也可能传染乙型肝炎，但并非主要的传染途径。另外，蚊子不会传播乙肝，因为蚊子叮人吐出自己的唾液，而不是血液，乙肝病毒也不会通过消化道传播。

1. 主动检查，明确诊断：乙型肝炎临床表现多样，常有乏力、失眠、水肿等全身症状及食欲不振、恶心、厌油、上腹部不适、腹胀等明显的消化道症状，有时还会有黄疸、肝区疼痛、肝脾肿大、蜘蛛痣、肝掌、肝病面容等。根据病程，可分为急性乙型病毒性肝炎和慢性乙型病毒性肝炎。病程 6 个月以内为急性乙型肝炎，病程超过 6 个月为慢性乙型肝炎。慢性乙型肝炎根据临床表现又可分为慢性迁延性肝炎和慢性活动性肝炎。如果出现以上症状，那么就要做病毒性肝炎相关检查。

（1）血、尿常规：是最基本的检测项目。①血常规白细胞总数正常或稍低，淋巴细胞相对增多，偶有异常淋巴细胞出现。重症肝炎患者的白细胞总数及中性粒细胞均可增高，血小板在部分慢性肝炎患者中可减少。②尿常规中胆红素、尿胆原及尿胆素均增加。

（2）肝功能：是重要的检测指标，可了解肝脏功能和判断预后。

● 谷丙转氨酶（ALT）及谷草转氨酶（AST）：血清谷丙转氨酶和谷草转氨酶水平一般可反映肝细胞损伤程度，在肝炎潜伏期、发病初期及隐性感染者均可升高。

● 胆红素：黄疸型肝炎常有胆红素增高，表现为总胆红素和直接胆红素增高，通常血清胆红素水平与肝细胞坏死程度有关。肝功能衰竭患者血清胆红素常较高，且呈进行性升高，也可出现胆红素与谷丙转氨酶和谷草转氨酶分离现象，称为胆酶分离，提示病情极其严重。

● 凝血酶原时间（PT）：是反映肝脏凝血因子合成功能的重要指标，对判断疾病进展及预后有较大价值。慢性肝病患者往往出现凝血酶原时间延长。

● 胆固醇、胆碱酯酶：可反映肝脏合成功能，对了解病情轻重和监测肝病发展有参考价值。肝细胞损害时，血内总胆固醇减少，梗阻性黄疸时，胆固醇增加。重症肝炎患者胆固醇、胆碱脂酶均可明显下降，提示预后不良。

● 血清白蛋白：反映肝脏合成功能，慢性乙型肝炎、肝硬化和肝衰竭患者的血清白蛋白下降或球蛋白升高，表现为血清白蛋白与球蛋白比值降低。

● 甲胎蛋白（AFP）：明显升高往往提示肝癌，故用于监测肝癌的发生，甲胎蛋白升高也可提示大量肝细胞坏死后的肝细胞再生，可能有助于判断预后。但应注意甲胎蛋白升高的幅度、持续时间、动态变化及其与谷丙转氨酶、谷草转氨酶的关系，并结合患者的临床表现和B超等影像学检查结果进行综合分析。

● 血清蛋白电泳：慢性活动性肝炎时蛋白电泳示 γ-球蛋白常＞26%，肝硬化时 γ-球蛋白可＞30%。但在血吸虫病肝硬化、自身免疫性疾病、骨髓瘤、结节病等 γ-球蛋白百分比均可增高。

（3）乙肝血清学检测：通过乙肝二对半检测，判断是否感染乙型肝炎病毒，所处感染的阶段以及病毒复制的情况，是否具有传染性。

（4）乙肝病毒脱氧核糖核酸（HBV-DNA）：即乙肝病毒基因，包括定性和定量检测，反映病毒复制情况或水平，是乙型肝炎病毒感染最直接、特异性强和灵敏性高的指标。乙肝病毒基因 $<1×10^3$/ml，即乙肝病毒基因定性检测阴性。若定性检测乙肝病毒基因阳性，提示乙型肝炎病毒正在复制且有传染性。定量检测，即检测乙肝病毒在血液中的含量，乙肝病毒含量越高，表示病毒复制越厉害，传染性强。

（5）影像学诊断：影像学检查的主要目的是监测慢性乙型肝炎的临床进展，了解有无肝硬化，发现和鉴别占位性病变性质，尤其是筛查和诊断原发性肝癌。

2.主动预防：乙型病毒性肝炎虽然危害大，但采取积极有效的措施也是可以预防的。

首先，接种乙肝疫苗，使体内产生保护性抗体，获取免疫力，是预防乙型肝炎病毒感染最有效的方法。乙型肝炎疫苗的接种对象主要是新生儿，其次为婴幼儿，15岁以下未免疫人群和高危人群（如器官移植患者、经常接受输血或血液制品者、免疫功能低下者、医务人员、经常接触血液的人员、托幼机构工作人员、易发生外伤者、乙肝表面抗原阳性者的家庭成员、男性同性恋或有多个性伴侣和静脉内注射毒品者等）。乙型肝炎疫苗全程需接种3针，按照0、1、6个月程序，即接种第一针疫苗后，间隔1个月及6个月注射第二及第三针疫苗。新生儿接种乙型肝炎疫苗要求在出生后24小时内接种，越早越好。接种乙型肝炎疫苗后有抗体应答者的保护效果一般至少可持续12年，因此，一般人群不需要进行乙肝表面抗体监测或加强免疫。但对高危人群可进行乙肝表面抗体监测，如乙肝表面抗体<10 IU/ml，可给予加强免疫。

其次，必须切断传播途径。到正规医院就诊，严格掌握输血及血制品指征，避免使用污染的注射器具，不用他人有可能与血液及体液接触的私人物品，如牙刷、剃刀等。对纹身、纹眉、穿耳洞、针灸、脱痣等接触血液的手术谨慎对待，尤其不应使用消毒不合格的仪器进行，尽量使用一次性的器具，提倡安全的性行为。乙肝患者或表面抗原携带者怀孕前可以咨询相关医生，采取适当措施防止母婴传播，并对新生儿采取适当措施。

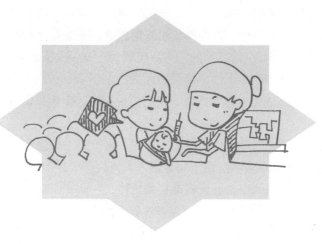

（三）丙型肝炎

概述

丙型肝炎病毒抗体是由人体免疫细胞对丙型肝炎病毒感染所做出

的反应而产生的，但是和乙型肝炎不同，这种抗体并不具有中和或者清除入侵病毒的作用，也就是说，是没有保护作用的，这种抗体在血液中循环而且易被检测。丙肝抗体检验就是采用 HCV 基因组编码的合成抗原来检验血液中丙型肝炎病毒抗体的存在，主要用于临床上丙型肝炎的筛查和诊断、流行病学调查。丙肝抗体检验只能确定之前有病毒的存在，也就是丙肝病毒侵犯人体后留下的"标记"，而不是检验病毒本身。

参考值

抗丙型肝炎病毒抗体（抗 –HCV）：<1 S/CO（免疫法）。

异常释疑

抗丙型肝炎病毒抗体阳性，是丙型肝炎感染的标志。大部分丙型肝炎病毒感染者，在感染丙肝病毒后 5~12 周（平均 8 周），体内均出现抗丙型肝炎病毒抗体，但只能说明曾经感染过，现在体内是否还有病毒，要区分急性、慢性抑或恢复期感染，则需要进行丙型肝炎病毒核糖核酸（HCV-RNA）的测试。抗丙型肝炎病毒抗体阳性，同时丙肝病毒 HCV-RNA 阳性，即可诊断为丙肝患者，但丙肝病毒 HCV-RNA 阴性却不能完全排除丙肝，仍需要根据临床症状和病情发展来确定病症。

抗丙型肝炎病毒抗体阴性，一般表示未曾感染丙型肝炎病毒，也有可能是丙型肝炎早期。由于病毒侵入人体后需经过一段时间潜伏期，血液中方可检测到丙型肝炎病毒相关抗体，在此"窗口期"抗丙型肝炎病毒抗体阴性，仍需结合 HCV-RNA 结果进行分析判断。

抗丙型肝炎病毒抗体有一定假阳性率，出现丙肝抗体假阳性不代表是慢性或急性丙肝患者。丙肝抗体假阳性结果主要是多种纤维蛋白原对试剂的影响所造成的。

预防及建议

一旦筛查发现抗丙型肝炎病毒抗体阳性，建议检查肝功能、

HCV-RNA、肝、胆、脾B超检查，根据化验进行诊断、治疗。

丙型肝炎虽然临床症状轻微，但预后不良，易发展成慢性肝炎、肝硬化，甚至肝癌，它也是一种血源性传染病，其传播途径类似乙型病毒性肝炎，主要是经过血液传播，也可经母婴传播、性生活传播等。

由于感染丙肝病毒后大多数人早期并没有明显的临床症状，所以以下人群应考虑做一下抗丙型肝炎病毒抗体检测：有输血史或者使用过血制品（如血浆、球蛋白等）者，使用过未经严格消毒的非一次性注射器、牙科器械、内镜等，与丙肝患者共享过剃须刀、牙刷，有过不洁性生活史或同性恋者，曾经有过纹身、纹眉、穿耳环孔等皮肤黏膜损伤的人。

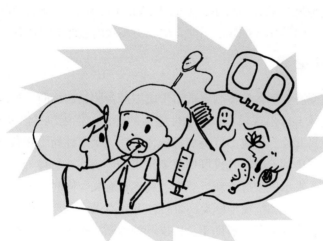

目前还没有能够预防丙型肝炎感染的疫苗，对于丙型肝炎的预防主要在于切断传播途径，加强献血者及器官移植供者的抗丙型肝炎病毒抗体筛查，严格掌握输血及使用血制品指征。在医疗机构大力推行一次性注射器，对非一次性的介入性检查治疗器械、腔镜应彻底清洗，严格消毒，讲究个人卫生，避免共用剃须刀和牙刷等卫生用品，提倡安全的性行为，对于丙肝孕妇分娩时应尽可能降低母婴传播的危险性。只要防护得当，一般丙型肝炎还是可以预防的。

（四）戊型肝炎

66

与抗甲型肝炎病毒抗体类似，是机体在感染戊型肝炎病毒（HEV）后产生的抗体，主要有 IgM 型和 IgG 型两种，前者一般在急性期和恢复期出现，后者要在恢复后期才出现，这项化验就是通过检验血液中是否存在戊型肝炎病毒抗体来判断是否患有或曾经患有戊型肝炎。

参考值

抗戊型肝炎病毒抗体 IgM（抗-HEVIgM）：阴性；抗戊型肝炎病毒抗体 IgG（抗-HEVIgG）：阴性（酶联免疫吸附法即 ELISA 法）。

异常释疑

抗戊型肝炎病毒抗体测定常用于戊型肝炎感染的诊断。抗戊型肝炎病毒抗体 IgM 出现较早，是急性感染的标志，但因维持时间较短，消失较快易漏诊。抗戊型肝炎病毒抗体 IgG 一次阳性尚不能做出戊型肝炎近期感染的诊断，凡戊肝恢复期抗戊型肝炎病毒抗体 IgG ≥急性期 4 倍者，提示戊型肝炎新近感染，有诊断意义。同时测定抗戊型肝炎病毒抗体 IgG 和抗戊型肝炎病毒抗体 IgM 有助于临床分析。抗戊型肝炎病毒抗体 IgM 阳性有助于急性戊肝的诊断，抗戊型肝炎病毒抗体 IgG 阳性而抗戊型肝炎病毒抗体 IgM 阴性提示既往感染。

预防及建议

戊型肝炎的表现类似甲型肝炎，可有乏力、消化道症状、黄疸等。戊型肝炎也是一种消化道传染病，其流行特点类似甲型肝炎，主要经粪—口（包括动物粪便）途径传播。戊型肝炎是一种人畜共患的传染病，其传染源错综复杂。戊型肝炎患者不仅可从大便中排出病毒，造成疾病传播，还可以因水源污染造成疾病流行，更重要的是许多动物，如恒河猴、黑猩猩、猕猴等灵长类动物，猪、牛、羊、鹿、猫、狗、鸡、鸭等家畜家禽和大白鼠等均可感染并传播戊型肝炎。其中，猪的戊型肝炎病毒感染率最高，达 70% 以上，是戊型肝炎的重要传染源，其传播具有明显季节性，多见于高温多雨季节或洪水之后，可短期暴发流行。戊型肝炎病毒不仅可通过消化道传播，还可通过输血及血制品传播。感染了戊型肝炎病毒的孕妇还可以通过胎盘传播给胎儿，其新生儿 100% 发生急性戊型肝炎。人畜共患和多种传播途径，尤其是没有戊型肝炎疫苗，成为戊型肝炎预防的难点。对于戊型肝炎的预防，防止"病从口入"仍是重要措施。做好对患者的隔离、治疗，患者的各种物品要进行处理，合理处理人畜禽粪便，保护水源，防止粪便污染水源和周围环境，加强饮用水卫生管理，搞好饮食卫生，加强卫生宣传教育，养成良好的卫生习惯，做到饭前便后洗手，提倡喝开水，不喝生水，加工猪肉、海产品时要做到生熟分开，不要食用半生不熟的毛蚶和海蟹等贝壳类水产品。

（谢芳）

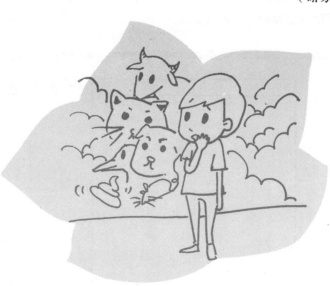

第7章

肾 功 能

　　肾脏是人体最重要的排泄器官，通过尿液，可以排出体内的代谢产物和进入人体的有害物质。同时肾脏也是一个重要的内分泌器官，可以维持血液内正常成分和渗透压，并调节水、电解质和酸碱平衡，对血压、内分泌和造血等亦有调节作用。

　　由于肾脏具有强大的代偿能力，肾功能检验无法查出早期或轻微的肾实质损害，因此，肾功能检验的目的在于了解有无较广泛的肾脏损害，有助于制定恰当的治疗方案，定期复查肾功能，观察其动态变化，对判断疾病的预后有一定的意义。

检验报告单　　　　　　　　　　　检查编号：

申请单号：
姓名：
性别：
年龄：
病历号：
科别：
床号：
标本种类：
送检日期：
采样日期：
注：H- 偏高，
　　L- 偏低
临床诊断：

编号	项目	结果	参考值	编号	项目	结果	参考值
Cr	肌 酐		57~113 μmol/L（男性） 39~91 μmol/L（女性）				
BUN	尿素氮		2.9~7.1 mmol/L				
UA	尿 酸		208~428 μmol/L（男性） 155~357 μmol/L（女性）				

送检　　　　检验　　　　报告
医师＿＿＿＿日期＿＿＿＿日期＿＿＿＿检验师＿＿＿＿核对者＿＿＿＿

一、肌酐

概 述

肌酐分为血清肌酐（SCr）和尿肌酐（UCr），肾功能化验中的肌酐指的是血清肌酐，是肾功能的重要指标。

肌酐是肌肉在人体中代谢的产物，血中的肌酐有两个来源：一是人们摄入的肉类食物在体内代谢产生的，称为外源性肌酐；二是人体自身的肌肉组织代谢产生的，称为内源性肌酐。人体每20g肌肉每天代谢产生1mg肌酐，每天肌酐的生成量比较恒定。

肌酐主要通过肾小球滤过后排出体外，几乎不被肾小管重吸收，肾小管的排泄量也很少，所以在外源性肌酐摄入量稳定，内源性肌酐生成量相当恒定的情况下，血清肌酐的浓度可以反映肾小球的滤过能力。

参考值

男性：57~113μmol/L；女性：39~91μmol/L。

异常释疑

1. 血清肌酐增高：主要见于各种急性或慢性肾小球肾炎，肾小球滤过功能明显下降时，血肌酐浓度增高。此外，一些非肾源性疾病，如长期的慢性心力衰竭也可以引起血肌酐的轻度增高。

需要注意的是，由于肾脏具有非常强大的储备和代偿能力，当肾小球受损的早期或轻度损伤时，血肌酐的浓度仍可以正常，只有当肾损害达到一定的程度，肾小球滤过率降低到正常人的1/3时，血清肌酐的浓度才会明显升高。

2. 血清肌酐降低：主要见于长期素食、营养不良或体型瘦小、肌肉体积较小者。

　　肾脏具有强大的代偿功能，一旦血肌酐出现异常增高，肾脏其实已经受到了相当大的损害，所以如何保护我们的肾脏，延缓损伤的发生，或是尽可能减轻肾脏的损伤程度呢？以下一些建议会对你有所帮助：

　　1. 控制好血压和血糖：尤其对于高血压和糖尿病患者而言，这是减少肾脏损害的重要措施。

　　2. 限制食盐摄入：应根据患者有无高血压、肢体水肿等情况来调节盐的摄入量，一般每天不超过 6g，若伴有高血压或水肿，则应严格限盐。

　　3. 优质低蛋白质饮食：蛋白质摄入过多，会加重肾脏负担，必须控制蛋白质的摄入量，但蛋白质又是人体必需的营养物质，所以要摄入含必需氨基酸较多的优质蛋白质，如鸡蛋、牛奶、瘦肉、鱼肉等。

　　4. 保证热量供应：低蛋白质饮食时，为保证热量的供应，作为人体热量主要来源的主食，应选用蛋白质含量尽可能低而热量较高的食物，如藕粉、红薯、粉丝、粉皮、土豆、芋头、南瓜等。

　　5. 充足的维生素：摄入充足的维生素和微量元素，如 B 族维生素、维生素 C、叶酸、钙、铁、锌等，可对肾脏起保护作用。

　　6. 避免进食海鲜、动物内脏：海鲜、动物内脏如脑、肝、肾等，因其含有较多的磷，会减少钙的吸收。

　　7. 限制摄入含钾较高的食物：如香菇、咖啡、水果等。

　　8. 中药：如大黄、黄芪、川芎、冬虫夏草等，对延缓肾病的进展具有一定的作用。

　　9. 对肾脏有损害的药物：值得注意的是，大多数药物是通过肾脏排泄的。俗话说"是药三分毒"，许多药物对肾脏都有损害作用，严重的可以引起急性或慢性肾衰竭，所以应用药物时必须在医生的指导下进行，切不可自作主张，盲目服药，滥用药物是导致药物性肾损害的罪魁祸首。

（1）抗生素：氨基糖苷类，如庆大霉素、丁胺卡那霉素、链霉素等；磺胺类，如磺胺嘧啶、复方新诺明等；四环素类，如四环素、土霉素等；抗真菌药，如两性霉素 B；以及其他如万古霉素、多黏菌素等。

（2）非甾体类解热镇痛药：如阿司匹林、吲哚美辛、扑热息痛等。

（3）抗肿瘤药物：如顺铂、甲氨蝶呤、丝裂霉素等。

（4）其他：如甘露醇、金属制剂、造影剂等。

研究表明，一些中药对肾功能也有影响，长期或大量服用也会造成急、慢性肾功能损害和肾衰竭。可将之分为以下三类：

（1）植物类，如雷公藤、关木通、广防己、青木香、马兜铃等。

（2）动物类，如鱼胆、蜈蚣、蛇毒等。

（3）矿物类，如砒石、雄黄、朱砂、升汞、铅丹、明矾等。

已有肾功能不全的患者用药时应咨询专科医生，选择疗效好并且对肾功能影响小的药物，一定要遵照医嘱服药，不可自作主张，擅自加量或增加服药频率，用药过程中出现不良反应时，应及时告诉医生，以便及时减量或停药。在用药过程中应定期检查肾功能，同时注意观察自身病情有无变化。

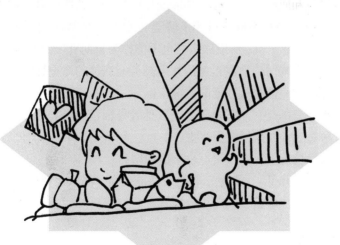

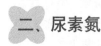

二、尿素氮

概　述

尿素氮（BUN）是蛋白质代谢的主要终末产物。蛋白质在人体内被代谢分解成氨基酸，氨基酸进一步被分解，产生 NH_3 和 CO_2，这两者在肝脏中合成尿素，经肾小球滤过后，部分被肾小管重吸收，大部分随尿液排出体外。尿素中的氮含量接近 50%。

参考值

2.9~7.1 mmol/L。

异常释疑

1. 尿素氮增高：主要见于各种肾实质病变，如肾小球肾炎、间质性肾炎、肾衰竭等，均可使尿素氮增高。

尿素氮和肌酐一样，在肾功能受损的早期，其浓度可以在正常范围之内，只有当肾小球滤过率下降至正常的 50% 以下时，血中的尿素氮浓度才开始升高，所以尿素氮也不能作为早期肾功能的衡量指标。但在慢性肾衰竭时，血尿素氮的浓度高低与病情的严重性相一致，血尿素氮是衡量病情严重程度的关键指标。

值得注意的是，尿素氮较易受其他肾外因素的影响。在人体内蛋白质分解过多，如高蛋白质饮食、甲亢、大面积烧伤、上消化道出血、大手术后等情况下，血尿素氮也会出现增高。

2. 尿素氮降低：主要见于肾小管功能受损，如急性肾小管坏死等，以及长期低蛋白质饮食或严重肝病者。

预防及建议

许多疾病都会导致肾功能不全，甚至肾衰竭，所以应该查清引起肾衰竭的原发病，治疗上必须针对原发病积极治疗。

西医学对于肾衰竭发展到晚期（尿毒症期）时，可以进行血液透析治疗或者肾脏移植，但对于早、中期的肾功能不全则主要以治疗原发病，维持水、电解质平衡，控制危险因素以及对症处理等为主。而中医中药在慢性肾衰竭的治疗中则具有一定的优势。

传统中医学中并没有肾衰竭的病名，而是根据其肢体水肿、尿少、呕吐等症状，将其归于"水肿""癃闭""关格"等病证中。其病因虽然多种多样，但概括起来，总以浊邪壅盛为标，脾肾阳衰为本，属于本虚标实，所以治疗上主张攻补兼施，内外同治。攻邪为祛除浊邪，浊邪属阴，易伤阳气，浊邪不去，则阳气难复。补本即补益脾肾，以绝浊邪产生之源。因本病治疗较难，除了内服中药汤剂以外，还可配合中药灌肠、药浴等外治法，以促进邪浊排出，减少毒素积聚，内外同治，有效延缓肾衰竭的进展。

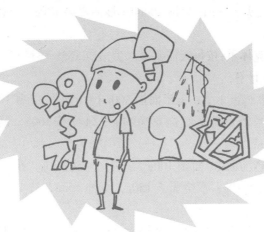

慢性肾衰竭的患者应在专业的中医师指导下进行治疗。中医讲究辨证论治、个体化治疗，根据每个患者的症状、体征的不同，药方也不尽相同。除辨证施治内服中药外，以中药高位保留灌肠可以起到通腑泄浊解毒的作用。

慢性肾衰竭患者容易出现皮肤瘙痒，这是人体代谢产生的毒素潴留刺激皮肤所致，故要保持皮肤清洁，可以每天用温水擦洗，禁用肥皂和酒精。

对于慢性肾衰竭的患者，除了药物治疗以外，饮食疗法对于控制病情的进展具有十分重要的意义。应控制蛋白质的摄入量，选用必需氨基酸含量高的优质蛋白质，如鸡蛋、牛奶、瘦肉、鱼肉等。同时为保证热量的供应，应选用蛋白质含量尽可能低而热量较高的食物，如藕粉、红薯、粉丝、粉皮、土豆、芋头、南瓜等。要注意补充足够的维生素，尤其是维生素 B_6 和叶酸。

下面附上一些食谱供读者参考：

1. 45 千克体重：按每天需要摄入蛋白质 34g，热量 5643 千焦（kJ）（1350 千卡）计算。

早餐：牛奶 125ml，面包 50g，藕粉 30g。

午餐：米饭 75g；葱爆羊肉：羊肉 50g，大葱 100g，葵花籽油 10ml，盐 0.5g；炒卷心菜：卷心菜 230g，葵花籽油 10ml，盐 1g。

晚餐：馒头 50g，白米粥 200ml；炒油麦菜 170g，葵花籽油 10ml，盐 0.5g。

2. 50 千克体重：按每天需要摄入蛋白质 38g，热量 6270 千焦（kJ）（1500 千卡）计算。

早餐：煮鸡蛋 1 个，玉米面粥 300ml（1 碗），红薯 100g。

午餐：米饭 100g；红烧草鱼 50g；绿豆芽 100g；酱油 5ml，盐 1g，豆油 15ml。

晚餐：热汤面：（面条 100g，其中小麦粉 30g，小麦淀粉 70g）；番茄 30g，鸡蛋 10g，素烧茄子 150g，豆油 15ml，盐 1g；水果：西瓜 100g。

3. 55 千克体重：按每天需要摄入蛋白质 42g，热量 6897 千焦（kJ）（1650 千卡）计算。

早餐：煮鸡蛋 1 个，白米粥 250ml（1 碗），烙饼（麦淀粉 30g，小麦粉 20g）；苹果 1 个。

午餐：米饭 75g，白斩鸡 100g，素烧冬瓜 250g；酸奶 130ml。

晚餐：馒头（麦淀粉 70g，小麦粉 30g）；烧草鱼 40g；素烧菜花 200g；番茄蛋汤（番茄 30g，鸡蛋 10g，淀粉 10g）300ml；全天盐不超过 3g，植物油 30ml。

4. 60千克体重:按每天需要摄入蛋白质45g，热量7524千焦（kJ）（1800千卡）计算。

早餐：牛奶250ml，馒头50g。

午餐:素炒苦瓜200g,鸡翅中35g(1个),米饭100g,番茄200g(1个),玉米胚芽油15ml，盐1g，西瓜100g。

晚餐：米饭100g，豆腐干炒芹菜（豆腐干25g，芹菜200g），盐2g；素炒扁豆：扁豆200g；鸡蛋番茄汤（鸡蛋20g，番茄20g，水100ml）；豆油15ml。

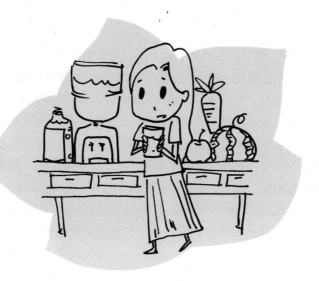

三、尿酸

概　述

尿酸（UA）是嘌呤代谢的最终产物。嘌呤是细胞的组成成分，细胞中的核酸氧化分解产生嘌呤，嘌呤在肝脏中再次氧化，生成尿酸。

尿酸有两个来源：外源的是由食物中的核酸分解产生嘌呤，进而再分解代谢生成尿酸，约占体内总尿酸的20%；内源的是由体内自身组新陈代谢，组织细胞的核酸分解代谢，最终生成尿酸，约占总尿酸的 80%。正常情况下，体内每天新生成的尿酸量与每天的排泄量基本持平，处于平衡状态。

血中尿酸全部从肾小球滤过，其中 98% 又被肾小管重吸收，故尿酸的清除率相当低，在肾脏病变早期，血中的尿酸浓度往往先于肌酐和尿素氮而增高，有助于早期诊断。

男性：208~428 μmol/L；女性：155~357 μmol/L。

⏺ 异常释疑

1. 尿酸增高：主要见于①痛风，但并非所有痛风患者在痛风发作时血尿酸都会增高，有小部分患者的血尿酸可以在正常范围之内。②急性或慢性肾炎、肾衰竭，或其他肾脏病晚期，如肾结核、肾盂肾炎等。由于肾外因素对血尿酸的影响较大，故尿酸浓度与肾功能损害的程度并不平行。③细胞代谢旺盛，核酸分解加强时，如白血病及其他恶性肿瘤、多发性骨髓瘤、真性红细胞增多症。④子痫。⑤其他：如铅中毒、糖尿病酮症酸中毒、食用大量富含嘌呤的食物等，均可引起血尿酸增高。

2. 尿酸降低：肾小管受损害，重吸收功能障碍时，血尿酸浓度降低。恶性贫血、范科尼综合征时，由于核酸合成受影响，血尿酸浓度也会降低。

⏺ 预防及建议

单纯的血尿酸增高称为高尿酸血症，有些高尿酸血症可以终生不出现症状，只有在发生关节炎时才称为痛风。

痛风是一种由于嘌呤代谢障碍，尿酸产生过多或因尿酸排泄不良而致血中尿酸升高，尿酸盐结晶沉积在关节滑膜、滑囊、软骨及肾脏等组织中引起的反复发作性炎性疾病。

痛风可分为原发性和继发性两种。原发性痛风与遗传因素有关，多是由于先天性嘌呤代谢紊乱所致。继发性痛风则多是继发于慢性肾病、其他遗传性代谢紊乱疾病、某些药物以及其他各种原因引起的高

76

尿酸血症。

　　血中尿酸的溶解度较小，体内尿酸过多时，会在关节及其周围组织析出结晶，引起局部红、肿、热、痛等急性炎症反应，反复发作会导致关节的畸形、活动受限。尿酸盐结晶在关节附近沉积，可形成黄白色、大小不一、隆起的赘生物，称为痛风结节或痛风石。病程较长的痛风会引起肾脏损害，表现为痛风性肾病、急性尿酸性肾病或尿路结石。

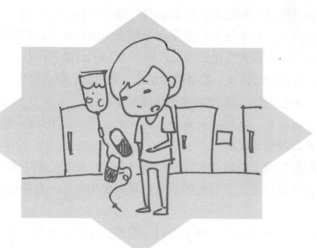

　　痛风性关节炎和痛风石好发于第一跖趾关节、踝关节、手指关节、耳郭等部位。男性比女性更容易罹患痛风，男女发病比例为 20 : 1，女性患痛风几乎都是在绝经以后，这可能与卵巢功能的变化及性激素分泌的改变有关。痛风的发病年龄在 40 岁左右达最高峰，肥胖、酗酒、营养过剩、进食肉类、高嘌呤饮食过多的人易患痛风，故痛风也有"富人病"之称。

　　痛风在治疗上要区别尿酸生成过多和排泄不足两种情况，可以通过测定 24 小时尿液的尿酸含量来判断，正常饮食 24 小时尿酸的排出量在 3.6mmol/d（600mg/d）以下，若每天排出尿酸量低于 4.8mmol/d（800mg/d）者，可选用促进尿酸排泄的药物；若每天排出尿酸量高于 4.8mmol/d（800mg/d）者，可选用抑制尿酸合成的药物；严重时也可两者合用。但上述药物一般在慢性期应用，不宜在急性期使用，因其会加重急性期关节疼痛的症状，所以必须在医生的指导下进行治疗。

痛风属于中医"痹证"的范畴，其病机主要为湿热痰瘀痹阻经络，气血不通。故以清热、除湿、化瘀、舒经活络为基本治疗原则。许多中药对痛风有治疗作用，如山慈菇、土茯苓、威灵仙、绞股蓝、淡竹叶等，既可以单味药物用水煎服，也可以配伍使用，有的既是药物又是食物，可以在日常饮食中适当加用。

如前所述，尿酸的产生有自身代谢和饮食两个来源，当嘌呤代谢出现障碍时，血中尿酸的浓度就会增高，所以除了以相应的药物来影响代谢外，在饮食上也必须加以限制。要注意以下几点：

1. 保持理想体重：控制热量摄入，蛋白质的摄入量在每天 0.8~1g/kg 体重，少吃脂肪，高脂饮食会减少尿酸排出。

2. 多饮水，保证尿量充足：白开水、汽水、果汁都可以，但不宜喝浓茶，容易诱发痛风。

3. 忌饮酒：酒精具有抑制尿酸排泄的作用，长期少量饮酒还可刺激嘌呤合成增加，尤其是喝酒时再吃肉禽类食品，会使嘌呤的摄入量加倍。

4. 多吃碱性食物：如小苏打、蔬菜、土豆、冬瓜、水果等，可以降低血和尿酸的酸度。

5. 限制嘌呤的摄入：痛风性关节炎急性发作期忌食高嘌呤食物，如动物的肝、肾、胰、脑、浓肉汤、海鲜、鱼子酱、啤酒、牛羊肉等。急性期后除了低嘌呤的食物外，也可有限制地选用一些含中等量嘌呤的食物，如鱼类、干豆类、菠菜、笋或去汤汁的瘦肉等。

6. 其他：少吃辣椒、咖喱、胡椒、花椒、芥末、生姜等辛辣刺激的调味料，因其均能兴奋自主神经，诱发痛风。

下面提供的是我们日常饮食每 100g 食物中嘌呤含量值，供读者参考：

1. 嘌呤含量少或不含嘌呤的食品：精白米、玉米、精白面包、馒头、面条、通心粉、苏打饼干、卷心菜、胡萝卜、芹菜、黄瓜、茄子、甘蓝、莴苣、南瓜、番茄、萝卜、山芋、土豆、龙眼、各种蛋类、牛奶炼乳、麦乳精、各种水果、各种饮料包括汽水、各种油脂、杏仁、核桃、果酱等。

2.每 100g 中嘌呤含量 <75mg 的食品:芦笋、菜花、四季豆、青豆、豌豆、菜豆、菠菜、蘑菇、麦片、鲱鱼、鲥鱼、鲑鱼、金枪鱼、白鱼、龙虾、蟹、牡蛎、鸡、火腿、麦麸、面包等。

3.每 100g 中嘌呤含量为 75~150mg 的食品:扁豆、鲤鱼、鲈鱼、梭鱼、鲭鱼、贝壳类水产、猪肉、牛肉、牛舌、小牛肉、鸡汤、鸭、鹅、鸽子、鹌鹑、野鸡、兔肉、羊肉、鹿肉、肉汤、肝、火鸡、鳗鱼、鳝鱼。

4.每 100g 中嘌呤含量为 150~1000mg 的食品:胰脏 825mg、凤尾鱼 363mg、沙丁鱼 295mg、牛肝 233mg、牛肾 200mg、脑 195mg、肉汁 160~400ml。

（张涛）

第 **8** 章

心 功 能

本章要讨论的内容是心功能，包括血液中常见反映心脏病变的指标，主要涉及心肌梗死和心力衰竭，这是心血管疾病中对人们健康，特别是对中老年朋友健康危害最大的两种疾病。在最近的 20~30 年中，医学界对这两种疾病的认识和治疗方法获得了巨大的进步，以前面对这两种疾病时要么束手无策，要么治疗效果不佳，但目前治疗手段的进步使得罹患这两种疾病的患者寿命大大增加，使得这两种健康杀手虽然仍为人群的多发病、常见病，但在目前的上海，它们已经成为可防、可控的慢性疾病。

检验报告单　　　　　　　　　　检查编号：

申请单号：
姓名：
性别：
年龄：
病历号：
科别：
床号：
标本种类：
送检日期：
采样日期：
注：H– 偏高，
　　　L– 偏低
临床诊断：
——————

编号	项　目	结果	参考值	编号	项目	结果	参考值
AST	天冬氨		≤ 35U/L（男性）				
	酸氨基转移酶		≤ 33U/L（女性）				
LD	乳酸脱氢酶		≤ 252U/L				
CK	肌酸激酶		≤ 169U/L（男性）				
			≤ 143U/L（女性）				
CK-MB	肌酸激		≤ 5U/L				
	酶同工酶						
cTnT	肌钙蛋白 T		< 0.1μg/L				
Mb	肌红蛋白		阴性				
BNP	脑钠肽		< 211pg/ml				

送检　　　检验　　　报告
医师——　日期——　日期——　检验师——　核对者——

一、天冬氨酸氨基转移酶

概 述

天冬氨酸氨基转移酶（AST）又被称为谷草转氨酶（GOT），主要功能是催化天冬氨酸与 α-酮戊二酸之间的氨基转换。天冬氨酸氨基转移酶主要分布于心肌细胞与肝细胞，其次为骨骼肌和肾脏等组织中。谷草转氨酶有两种同工酶，即存在于胞浆中的 s 谷草转氨酶和线粒体中的 m 谷草转氨酶，血清中多为 s 谷草转氨酶。正常人血清中天冬氨酸氨基转移酶含量非常低。

参考值

男性 ≤ 35U/L；女性 ≤ 33U/L（连续检测法）。

异常释疑

天冬氨酸氨基转移酶升高最常见于心肌细胞或者肝细胞损伤，如急性心肌梗死、心肌炎、肝炎、肝硬化，亦可见于胆道疾病、胰腺炎及骨骼肌疾病。

1. 以往天冬氨酸氨基转移酶检测多用于急性心肌梗死的诊断，在急性心肌梗死时，天冬氨酸氨基转移酶发病 6~8 小时即升高，48~60小时达到高峰，4~5 天恢复正常，但因为特异性差，而且升高迟于肌酸激酶和肌钙蛋白，且恢复较早，目前已经被特异性更高的肌钙蛋白与肌酸激酶同工酶代替，诊断心肌梗死价值不大。

2. 目前天冬氨酸氨基转移酶多与丙氨酸氨基转移酶联合检查应用于肝病的诊断，在肝炎时，计算天冬氨酸氨基转移酶与丙氨酸氨基转移酶比值（DeRitis 比值）对于急慢性肝炎的诊断、鉴别诊断及预后特别有价值。具体内容见肝功能检测章节。

二、乳酸脱氢酶

乳酸脱氢酶（LD 或 LDH）是一种糖酵解酶，主要作用是催化乳酸氧化为丙酮酸，将氢转移给 NAD 成为 NADH。乳酸脱氢酶广泛存在于人体各组织中，最多见于心肌、骨骼肌和红细胞。

乳酸脱氢酶有 5 种同工酶，按其组织来源来说，LD_1 和 LD_2 主要来源于心肌，临床常用的 α–羧基丁酸脱氢酶（α–HBD）实际上就是 LD_1 和 LD_2 的活性之和；LD_3 主要来源于肺、脾；LD_4 和 LD_5（特别是 LD_5）主要来源于肝和骨骼肌。

参考值

总活性：≤ 252U/L（连续检测法）。

同工酶：$LD_2 > LD_1 > LD_3 > LD_4 > LD_5$。

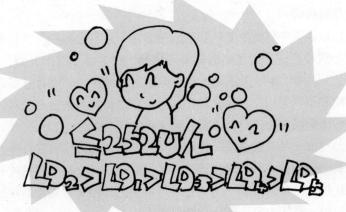

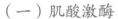

　　乳酸脱氢酶活性增高主要见于心肌梗死、急性或慢性肝炎、肝癌（尤其是转移性肝癌），其他可见于骨骼肌疾病、血液系统疾病、肺梗死、甲状腺功能减退、肾病综合征及晚期恶性肿瘤等。

　　1. 以前乳酸脱氢酶检测多用于心肌梗死的诊断，急性心肌梗死后 LD 活性 12~24 小时即升高，48~72 小时达到高峰，10~12 天恢复正常，以 LD_1 和 LD_2 升高为主，大多数 $LD_1/LD_2 > 1$，且持续时间长，但因为特异性差，升高时间晚，近十年来已经逐渐被特异性和敏感性更高的肌钙蛋白甚至肌酸激酶同工酶取代，国内外关于冠心病的诊断治疗指南不再推荐 LD 和 α-HBD。

　　2. 肝细胞损伤时 LD_5 常升高，$LD_5 > LD_4$，血液系统疾病特别是各种溶血性疾病时 LD_1、LD_2 升高，但仍为 $LD_2 > LD_1$ 的正常关系。目前乳酸脱氢酶更多为贫血的常用检查项目。

三、肌酸激酶及肌酸激酶同工酶

（一）肌酸激酶

概　述

　　肌酸激酶（CK）是一个与细胞内能量运转、肌肉收缩、ATP 再生有直接关系的重要激酶，主要作用是可逆性地催化肌酸和 ATP 生成磷酸肌酸和 ADP；肌酸激酶主要分布于骨骼肌和心肌，其次为脑组织，主要存在于胞浆与线粒体中；肌酸激酶有 4 种同工酶，脑型 (CK-BB，CK_1，主要分布于脑、前列腺、肠和肺等组织中)、心型 (CK-MB，CK_2，主要分布于心肌中)、肌型 (CK-MM，CK_3，主要分布于骨骼肌和心肌) 和线粒体型 (CK-Mt，CK_4，近年有报道在肺、消化道等肿瘤时表达，有可能在将来成为肿瘤标志物)，在正常人群中所测得的肌酸激酶总活性主要是 CK-MM。

男性 ≤ 169U/L；女性 ≤ 143U/L（酶偶联法）。

肌酸激酶总活性增高最多见于急性心肌梗死和全身性肌肉疾病，其他可见于脑疾病、心肌炎、手术及感染等情况，在急性心肌梗死后3~8小时即升高，10~24小时达到高峰，3~4天恢复正常，心肌梗死后肌酸激酶最大值很少超过7000U/L，如果 CK > 7000U/L 提示存在骨骼肌疾病。

肌酸激酶是目前临床上测定次数最多的酶之一，主要用于心肌、骨骼肌和脑疾病的诊断、鉴别与预后判断，在心肌梗死方面，由于肌酸激酶总活性特异性差，需和同工酶 CK-MB 联合检测以增加其特异性。目前，肌酸激酶总活性检测多用于全身性肌病的诊断。

（二）肌酸激酶同工酶

本节讨论的肌酸激酶同工酶主要是与心肌相关性最高的心型同工酶（CK-MB），与已经介绍的酶相比，CK-MB 在诊断的敏感性与特异性上具有明显的优势，曾一度被认为是诊断心肌梗死的"金标准"。

≤ 5U/L（免疫化学方法）。

肌酸激酶同工酶在急性心肌梗死后3~6小时即升高，12~24小时达到高峰，2~3天恢复正常，在其他心肌损伤如心脏手术、心包炎以及某些肌病如肌营养不良、多发性肌炎、肌萎缩、挤压伤，甚至肌内注射时肌酸激酶同工酶中亦可能会升高。

肌酸激酶同工酶变化早于肌酸激酶，对急性心肌梗死早期诊断敏感性与特异性均高于总肌酸激酶，应用亦最为广泛。但是骨骼肌中亦存在少量肌酸激酶同工酶（1%~3%），当骨骼肌受损增加 B 亚单位，影响了它的特异性。在近年各种心肌蛋白特别肌钙蛋白体现出极高的敏感性与特异性后，它的"金标准"地位正逐渐被肌钙蛋白所取代，作为联合检测指标，肌酸激酶同工酶在急性心肌梗死生化检测中仍然占有十分重要的地位，是目前心肌酶谱中唯一被各国指南重视的指标。

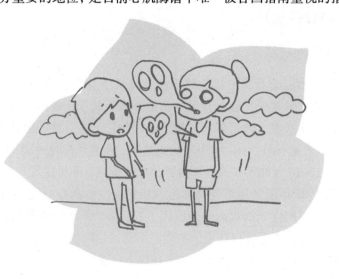

四、肌钙蛋白

概　述

肌钙蛋白（Tn）是肌肉组织收缩的的调节蛋白，位于收缩蛋白的细肌丝上，在肌肉收缩和舒张过程中起着重要的调节作用；含有 3 个亚型：快反应型、慢反应型和心肌肌钙蛋白（cTn）。前两者与骨骼肌相关，而心肌肌钙蛋白则仅存在于心肌细胞中，是由肌钙蛋白 T（cTnT，原肌球蛋白的结合亚基）、肌钙蛋白 I（cTnI，肌动蛋白抑制亚基）、肌钙蛋白 C（cTnC，Ca^{2+} 结合亚基）三种亚单位组成的络合物。cTnT

和 cTnI 是心肌细胞特有的抗原，在心肌细胞损伤时从心肌纤维上降解下来。血清中 cTn 升高反映了心肌细胞受损，其特异性与敏感性均高于以往常用的心肌酶谱。

参考值

cTnT $< 0.1\mu g/L$ 为正常；$> 0.2\mu g/L$ 为诊断临界值；$> 0.5\mu g/L$ 可以诊断为急性心肌梗死；cTnI $< 0.2\mu g/L$ 为正常；$> 1.5\mu g/L$ 为诊断临界值（ELISA 法）。

异常释疑

肌钙蛋白值升高提示心肌损伤，可见于急性心肌梗死、不稳定性心绞痛、肺梗死、心力衰竭及其他导致心肌损伤的疾病如胰腺炎、结缔组织疾病等，数值越高，损伤范围越广，在急性心肌梗死患者，3~6 小时开始释放，10~24 小时达到高峰，恢复正常时间 cTnT 和 cTnI 分别为 10~15 天和 5~7 天；部分肾功能不全患者亦可出现升高。

从 1987 年国外报道外周血检测肌钙蛋白诊断心肌梗死以来，10 年左右的时间内肌钙蛋白逐渐取代了 CK-MB 成为心肌梗死生化标志物的金指标，肌钙蛋白在急诊胸痛的筛选、诊断和判断急性心肌梗死预后中极具重要意义，其优点体现在以下 3 点：

1. 高度特异性：肌钙蛋白基本只在心肌表达，升高即代表心肌损伤，比 CK-MB 更具心肌特异性。

2. 较小的分子量和更长的持续时间：当心肌受损时，更易从心肌细胞弥散出来，能较早被检测到，同时，持续时间长的优点使得更多新近发生的心肌梗死能够不被遗漏。

3. 浓度与损伤程度的高度相关性：不同的浓度反映了不同程度的心肌坏死，其动态检测对于判断预后非常有帮助。另外，值得一提的是在肾功能不全时，因肌钙蛋白降解小片段的血浆清除下降，使得部分无心肌缺血患者亦出现升高，对于肾功能不全患者判断上需谨慎。

本章以上介绍的心肌酶谱和蛋白都曾经或者正在冠心病诊断和判断预后中占有非常重要的地位，所以，我们在此介绍一下冠心病和冠心病的预防保健。

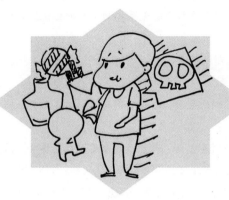

附：冠心病

（一）冠心病概述

冠心病全称冠状动脉粥样硬化性心脏病。诸多数据提示，随着我国工业化水平的不断深入，我国冠心病已经接近欧美发达国家水平，成为威胁人们生命健康的头号杀手。冠心病有 5 种类型：隐匿型（有冠脉病变无症状）、心绞痛、心肌梗死、心力衰竭、猝死（有报道 50% 的猝死是由心源性所致），心绞痛、心肌梗死、心力衰竭是最常见的冠心病表现形式。一个典型的情况就是：一个人先是胸闷痛（心绞痛），没注意，某一天胸痛加剧，救护车送入医院，诊断为急性心肌梗死，侥幸活了下来，一年半载以后出现乏力、气急，甚至脚肿，医生说，心力衰竭了，再过三五年……

冠心病是一个终身性疾病，无论是预防还是患病以后都需大家提高警惕，医学界亦有关于冠心病的一级预防和二级预防。简单地说，一级预防就是还没有得病，如何预防得冠心病，俗称"无病防病"；二级预防就是得了冠心病，如何减少它的危害性，俗称"有病防灾"。本文重点放在"无病防病"，即冠心病的一级预防，得了冠心病以后所有一级预防的事情都应该继续进行，只是更加强调了药物的使用。

（二）冠心病的危险因素

引起冠心病的原因尚不完全清楚，可能是多种因素综合作用的结果，包括年龄和性别、家族史、血脂异常、高血压、糖尿病、吸烟、超重、肥胖、痛风、缺少运动等。这些导致冠心病的原因在流行病学上又被称为危险因素。各种危险因素简单地分为两类：一类是不可控制因素，如年龄、性别、遗传及基因因素，每个人对于这类因素无法控制。我们知道，年龄越大，越容易得冠心病；男性比女性容易得冠心病；有家族遗传史的比其他人更容易得冠心病。第二类是可以控制的因素，包括吸烟、血压、血脂、肥胖、糖尿病、饮食及运动、心理因素等。

对于可以控制的因素，依据它们与冠心病因果关系的密切程度，我们可以分为3种类型：

第一类危险因素包括：吸烟、高血压、血脂异常（高胆固醇血症、高密度脂蛋白－胆固醇降低或三酰甘油升高），基础与临床研究提示这类因素干预措施与冠心病有明确的因果关系。证据充分，我们应该投以最高级别的重视。

第二类危险因素包括：糖尿病、代谢综合征、体重、体育锻炼、饮酒，基础与临床研究提示这类因素干预措施与冠心病有因果关系，但证据比第一类少。

第三类危险因素包括：饮食因素、社会心理因素，基础与临床研究提示这类因素干预措施与冠心病有关系，但因果关系不确定，作为证据的研究结果不充分，但亦需引起足够的重视。

1. 吸烟：吸烟是冠心病最重要的可改变的单一危险因素，20世纪50年代，国外即报道了吸烟与冠心病密切相关，最近报道显示，与不吸烟者相比，每日吸烟20支以上的人冠心病总发生率增加2~3倍，每日吸1~4支即增加冠心病的危险性。在预防心脏病中，戒烟是最重要的干预措施。最新报道显示，同继续吸烟者相比，戒烟者的冠心病死亡率可降低36%，同时，大家还必须认识到，很多"低焦油含量"香烟并不能降低心肌梗死的危险。有吸烟史的人患病危险性在戒烟5~15年后接近从不吸烟的人。

2. 高血压：在没有心血管疾病的人群中，每11位接受治疗的高血压患者，收缩压（俗称的"高压"）降低12mmHg，持续10年可以防止1人死亡，而对于已经有心脏病的人群，同样的降压治疗可以在每9个人中防止1人死亡。目前对于低风险的人群，血压控制目标是140/90mmHg，如果有心脏病、糖尿病或者肾脏疾病的人群，血压控制的目标是130/80mmHg。对于有高血压的朋友，有两个认识误区应该避免：首先就是很多人认为血压好了就不必再服药了，加上大部分高血压患者没有任何症状，很多人停药以后不知道血压已经持续升高，直到发生问题才悔之晚矣。高血压患者应该终身服药，不像感冒等疾病，好了以后就可以停药，高血压必须要在药物帮助下控制平稳；其次，很多人认为"我一直吃药会有不良反应"。确实，是药三分毒，大部分药物长期服用是有一定不良反应的，但目前常用的一线抗高血压药物国内外都经过多年的临床研究，不良反应比较小，特别要指出的是，大家要考虑风险效益比，与可能存在的些许不良反应比，高血压带来的危害要大得多。

对于高血压的保健，要做到20字口诀：中午小睡（中午小睡1小时）、晚餐宜少（七分饱，易消化）、娱乐有节（麻将、扑克特别要注意不超过2小时）、睡前泡脚（温水泡脚后可以按摩足心）、缓慢起床（醒后缓慢活动一下再起床，因为此时血压最高）。在饮食方面，首要低盐、低脂肪，戒烟，不酗酒，可用决明子、菊花、芹菜、荷叶等煮粥或泡茶进行食疗，还可以进行太极拳、健身跑等运动，有助于降低血压，减少并发症。

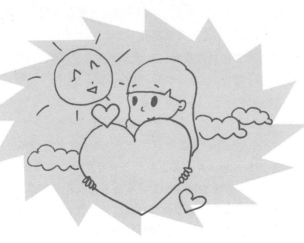

3.血脂异常：血胆固醇水平的增加与冠心病危险性增加有因果关系，有研究显示，血胆固醇水平增加10%，冠心病危险性增加20%~30%，而且胆固醇水平增加越早，冠心病危险性就越大；与胆固醇不同，高密度脂蛋白－胆固醇是"好的"脂蛋白，高密度脂蛋白－胆固醇每降低1mg/dl，冠心病增加

3%~4%；虽然三酰甘油含量测定变化大，但有研究提示与冠心病亦密切相关。

对于高脂血症，饮食或食疗也有较好的辅助治疗作用。食物方面，可以辅助降脂的药物有鱼类（特别是深海鱼）、鱼油、大蒜、洋葱以及水果、蔬菜、豆制品等，中药方面有山楂、何首乌、丹参、瓜蒌、葛根、决明子等。

4. 糖尿病和代谢综合征：有研究显示，糖尿病患者罹患冠心病的风险是没有糖尿病人群的2~4倍，女性尤其明显。实际上目前医学界已经将糖尿病作为冠心病的等危疾病来对待，也就是说，如果你患有糖尿病，就认为你已经患有冠心病，这么做的目的是增加对糖尿病危害的重视。糖尿病对冠心病的危害体现在两个方面：首先，糖尿病是一种全身性代谢紊乱性疾病，不仅会影响糖类的代谢，导致高血糖，还会影响蛋白质和脂质代谢，导致脂代谢紊乱和高脂血症，从而导致血管壁损伤、狭窄，诱发冠状动脉硬化，发生冠心病，其心肌梗死的发病率及病死率远较无糖尿病患者高，且发病早；其次，在糖尿病前期对心血管的损害就已经开始缓慢发生，同时可能合并了糖尿病的神经病变，使患者对疼痛的感觉不明显，这种神经病变对于患者来说是很危险的，因为心脏病的疼痛对人体起保护作用，很多糖尿病患者冠心病症状没有或者不典型，容易让人忽视，一到发病，往往非常严重。所以，对于糖尿病患者的冠心病风险不论怎么重视都不为过。

对于糖尿病患者的饮食方面，要注意不适宜吃精粮；动物内脏、蟹黄、鱼卵、鸡皮、猪皮、猪肠；花生、瓜子、核桃、松子、甘蔗、水果、土豆、芋头、红薯、藕、淀粉、荸荠等。烹饪方式最好是清炖、水煮、凉拌等；不可太咸，食盐摄入量6g/天以下为宜；忌辛辣；戒烟限酒。有些验方提示苦瓜、南瓜、黄鳝、蚕蛹、苦荞麦，中药如玉米须、天花粉等食疗可能会有效。

代谢综合征是一种合并有高血压以及葡萄糖与脂质代谢异常的综合征，伴有低密度脂蛋白－胆固醇升高和高密度脂蛋白－胆固醇降低，目前对于它的认识有一定的分歧，但对其导致冠心病的危害都有一致的认识。由于代谢综合征中的每一种成分都是心血管病的危险因素，它们的联合作用更强，所以有人将代谢综合征称为"死亡四重奏"（中心性肥胖、高血糖、高三酰甘油血症和高血压）。所有的治疗都应围绕降低各种危险因素，包括有效减轻体重，减轻胰岛素抵抗，良好控制血糖，改善脂代谢紊乱，控制血压等。

5. 肥胖：肥胖是指一定程度的明显超重与脂肪层过厚，是体内脂肪，尤其是三酰甘油积聚过多而导致的一种状态，由于食物摄入过多或机体代谢的改变而导致体内脂肪积聚过多造成体重过度增长并引起人体病理、生理改变或潜伏。目前常用判断肥胖的指标是体重指数（BMI）。具体计算方法是以体重（kg）除以身高（m）的平方，即 BMI=kg/m^2。关于中国人的 BMI 标准，BMI 值"24"为中国成人超重的界限，BMI"28"为肥胖的界限。男性腰围 ≥ 85cm，女性腰围 ≥ 80cm 为腹部脂肪蓄积的界限。

国外有研究提示，肥胖者冠心病危险是正常人的 3 ~ 4 倍，导致冠心病的原因主要有两点：最主要的风险在于肥胖者的代谢紊乱，包括上文提到的"死亡四重奏"，其次是肥胖者心脏负荷增加，更易引起心脏疾病。

6. 体育锻炼：有规则的运动锻炼可减少心肌需氧量，增加运动耐量，能够降低冠心病危险，而且，最近的报道显示，低运动量（如每日步行 30 分钟）也可以降低冠心病发病率。有研究显示，每天 30 分钟步行，每周 5 次，可以降低 30% 女性和 18% 男性的冠心病危险；除此之外，规则少量运动可以降低收缩压，提高高密度脂蛋白－胆固醇（俗称的"好血脂"），降低三酰甘油，降低糖尿病发病率，这些都能够最终降低冠心病的发病率。

7. 饮酒：饮酒对于冠心病是一把双刃剑，有报道认为饮酒可增加冠心病及其心血管疾病的发病率，同时亦有报道认为饮酒可降低冠心病及其心血管疾病的发病率，其实问题关键在于饮酒的量。每日饮酒在 50g 以下，可使具有心脏保护作用的高密度脂蛋白－胆固醇的血清水平增高。但如果超过这个饮酒量，尤其是在平均每日达 100g 以上时，导致冠状动脉粥样硬化加重的血清胆固醇和低密度脂蛋白－胆固醇随饮酒量增加而增高，所以需要"适可而止"。

8. 社会心理因素：目前已经取得共识的是社会心理因素与冠心病关系密切，但因为社会心理因素这个范围涵盖太广，所以无法确切说明它们与冠心病的相关性。近年临床及基础研究发现，约 50% 的冠心病患者不具备已经确定的传统因素，推测可能与社会心理因素相关，包括个体的应激状态、情绪、人格特征、心理防御机制和社会支持系统等方面。

中医一直强调个人与环境的协调统一，其中就包括情绪上应做到"怒、喜、思、悲、恐"有度，保持稳定，做到虚怀若谷、淡泊名利，以中医道德观而言就是"恬淡虚无"，做到保持乐观向上。其实很难，做到了离圣人也就不远了。这里提及社会心理因素就是给大家敲个警钟，尽量自我调适，预防冠心病，得了冠心病的患者应预防抑郁、焦虑情绪。

9.饮食因素：在前文各个危险因素中我们都已经提到饮食预防，中国人特别讲究吃，生病了第一个问题是"我应该吃什么"，虽然国内外都有很多研究提示饮食与冠心病的发作关系密切，但由于资料有限，很难告诉大家"吃什么可以预防冠心病"的问题，尽管如此，下列进食原则应该还是十分有益的：

（1）总热量摄入应该与热量消耗保持平衡，即"量出为入"，能消耗多少你才能吃多少，多了就累积在体内产生不好的后果。

（2）减少饱和脂肪酸、反式脂肪酸及糖的摄入，选择单不饱和脂肪酸、多不饱和脂肪酸及全谷食物的摄入。

（3）增加水果、蔬菜的摄入量，每天至少吃 2 份新鲜水果和 3 份新鲜蔬菜。

（4）摄入足够的 ω-3 多不饱和脂肪酸，每周至少 2~3 份鱼（尤其是含脂丰富的鱼）。

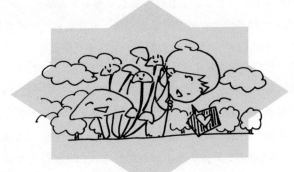

五、肌红蛋白

概 述

肌红蛋白（Mb）是由一条肽链和一个血红素辅基组成含有 153 个氨基酸残基的氧结合蛋白，能结合和释放氧分子；肌红蛋白主要分布于心肌与骨骼肌中，因其分子量小，所以较易从坏死的肌细胞中被释放。

参考值

血肌红蛋白：定性为阴性；定量为 50~85μg/L（ELISA 法），为 6~85μg/L（放免法），诊断临界值为 > 85μg/L。

尿肌红蛋白：定性为阴性；定量 < 17μg/L。

异常释疑

血肌红蛋白升高见于急性心肌梗死、急性骨骼肌损伤如挤压伤、肾功能衰竭、心力衰竭等，尿肌红蛋白阳性可见于遗传性肌红蛋白尿症、挤压伤及其他病理性肌肉变性、炎症。

肌红蛋白在急性心肌梗死后 1.5 小时即释放，6~12 小时达到高峰，12~24 小时恢复正常。在急性心肌梗死时是最早出现异常的生化指标，但特异性差，持续时间短，所以目前不作为判断心肌梗死的独立指标，本指标在急性心肌梗死最大的作用是当其值正常时可有助于排除心肌梗死诊断。

六、脑钠肽

概述

脑钠肽（BNP）又称为心室钠尿肽、B 型心钠肽，正常时主要以前体（pro-BNP）形式存在于心室肌细胞中，当心室容量扩张或压力负荷增大时，pro-BNP 被释放入血，入血后，很快被蛋白水解酶分解为有活性的具有 32 个氨基酸的 BNP 和无活性的含 76 个氨基酸的氨基末端 BNP 原（NT-pro-BNP），血液中 BNP 浓度升高反映了心力衰竭时心室压力的升高及容积的增加，因为 NT-pro-BNP 较 BNP 半衰期长，所以多数人认为 NT-pro-BNP 更能反映真正的 BNP 水平，建议检测 NT-pro-BNP，目前多数医院检测的即是 NT-pro-BNP，最主要的作用是用来进行心力衰竭的诊断和严重程度分级。以下以 NT-pro-

BNP 为例进行脑钠肽介绍。

值得一提的是，脑钠肽是 1988 年由国外学者从豪猪大脑内发现，所以命名为脑钠肽，后来发现心室才是含量最高的组织，但脑钠肽的名称还是被保留下来。

94

参考值

< 211pg/ml（上海 Roche 公司电化学发光法）。血清 NT-pro-BNP 水平与年龄有关，老年人高于青年人。

异常释疑

NT-pro-BNP 升高主要提示心力衰竭的存在，而且，数值越高，心力衰竭越严重；另外，在心肌梗死、各种心肌病和心肌肥厚时亦有增高，还可以用于呼吸困难时判断是心脏病引起还是肺疾病所导致。

正如前面所说，NT-pro-BNP 水平与年龄有关，老年人高于青年人，所以，综合目前多数报道结果，对于脑钠肽数值的解读要分为 3 个层次：小于 400 pg/ml 多不考虑心力衰竭，大于一定程度（多数人建议为 2000 pg/ml），心力衰竭可能性非常大，在两者之间为"灰区"需要医生结合其他证据进行判断。

预防及建议

心力衰竭是一种综合征，一种心脏的状态。心力衰竭的完整定义是指在有适量静脉回心血量的情况下，由于心脏舒缩功能异常，使心排血量降低而不能满足机体生理代谢的需要，出现以脏器、组织灌流不足以及静脉淤血的一种临床综合征。通俗地说，心力衰竭是一种综合征，一种由心脏发生问题而导致供血不足和淤血的状态。它是所有器质性心脏病都会最终出现的不可避免的结局。正因为如此，它的患病率非常高，中国的患病率接近 1%。不要觉得 1% 很低，根据这个患病率，我国 35~74 岁人群患有心力衰竭的达 400 万人，而且国外数据提示60岁以上心力衰竭患病率达6%~10%。更加令人不可忽视的是，患有心力衰竭的人5年病死率与恶性肿瘤相仿，可以说，心力衰竭我们怎么重视都不为过。

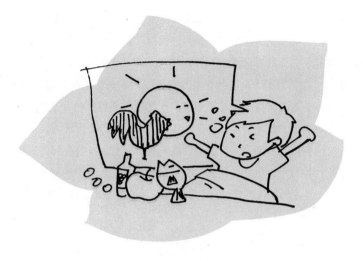

附：心力衰竭

下面我们从如何预防心力衰竭、如何早期发现心力衰竭、得了心力衰竭以后如何自我保养等三个方面讨论这个话题。

（一）如何预防心力衰竭

心力衰竭是各种器质性心脏病最终都会出现的结局，从对较多人群的调查发现，中国心力衰竭的病因第一是冠心病，占50%以上，这也是为什么说冠心病是头号杀手的原因之一；第二是高血压；再次是风湿性心脏病（随着生活水平提高，其所占比例逐年下降）；其他所占比例相对较少的还有吸烟、糖尿病及肥胖等。现就高血压展开讨论。

高血压的三大心脏并发症——冠心病、心律失常、心力衰竭，最终都与心力衰竭密切相关。这里，我们从大家对高血压的重视程度谈谈心力衰竭的预防，因为大多数高血压患者是在多年后才有靶器官功能不全，临床上碰到很多患者对高血压重视程度不够，进而导致后来的不良后果，这是令人十分惋惜的事情。这里总结几个比较常见的认识误区：①"我没有头晕，怎么会有高血压？"

很多患者有高血压家族史，自己从来不测血压，问为什么，他做出如上回答。其实，统计数据表明，大多数的高血压患者是没有头晕症状或者症状不典型，所以建议大家，特别是有高血压家族史的，要定期检测血压，早发现，早治疗，早获益。②"我血压降下来了，不用再吃药了"，高血压应该终生服药，调整也应该在医生指导下进行。③"高血压治疗的药物长期吃会不会有不良反应"，目前医生开出的药物绝大多数经过国内外很多人长时间使用并严格观察证明这些药物非常有效，而且时间越长，好处越大。④"我年纪轻，现在吃这么好的药物将来怎么办？"高血压药物好坏如何区分？不是价格越贵就越好，而且，正因为年纪轻，血压更应该严格控制好，才能预防早早出现心力衰竭或者其他并发症。总而言之，最新的《指南》已经将高血压作为心力衰竭 A 阶段，也就是最早阶段，预防心力衰竭从有高血压时就应该做起，目前我国高血压的知晓率、治疗率、控制率远低于发达国家水平，所幸在上海等发达地区，这几年数据提升很快，但控制率仍不理想，这需要大家和医务人员坚持不懈的共同努力。

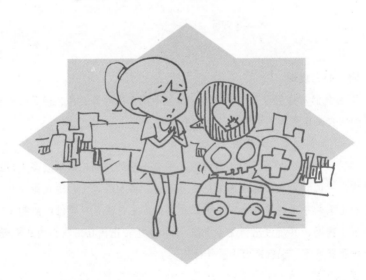

（二）如何早期发现心力衰竭

这里强调一点，判断是否发生心力衰竭是医生的工作，我们要做的是当自身出现哪些新情况时去找医生判断是否有了心力衰竭，为了做到这一点，大家有必要了解心力衰竭早期有哪些症状，以下介绍心力衰竭早期患者能自我发现的症状、体征：

1.乏力和虚弱：这是心力衰竭最早出现的症状，但是因为引起乏力和虚弱的疾病太多，甚至老年人随着年龄增加自然出现的活动力减弱，使得乏力在心力衰竭的诊断中特异性不强。这里介绍这一症状是想给大家提个醒，如果有导致心力衰竭的危险因素，并出现乏力就需要警惕了，如果再有下面介绍的情况更要怀疑是否有心力衰竭。一般而言，症状越多，出现心力衰竭的可能性越大。

2.呼吸困难：这是左心衰竭最主要的症状，随着疾病的进展，从最初的劳累性呼吸困难到夜间阵发性呼吸困难、端坐呼吸直至最终的心源性哮喘，气急症状逐渐加重。上面介绍的几个医学名词大家可能不好理解，接下来举个具体的例子帮助理解：老王开始发现最近多走一段距离或者爬个3~4楼就气接不上来，要休息一下才能接着走，他没在意，实际上这就是劳累性呼吸困难；过了一段时间，他发觉有时候半夜睡着后会被憋醒，好好的就觉得气不够用，坐起来过几分钟后就好了，因为这种症状不是天天都发作，他还是没在意，实际上这就是夜间阵发性呼吸困难；又过了一段时间，症状加重了，在发生呼吸困难时需要坐起来，甚至要把脚放到床下，手撑住床沿或者膝盖，身体前倾，平时睡觉时要放多个枕头才能入睡，这就是端坐呼吸，如果这时候还不治疗，接下来就是左心衰竭最厉害的症状——心源性哮喘了，心源性哮喘不管对于患者本人还是家人都是一种非常恐怖、煎熬的难忘记忆，患者突发症状，感觉气马上就要断了，死亡似乎就在眼前，大汗淋漓，喉咙里出现鸡叫声，咳嗽，甚至出现红色的泡沫痰。以上介绍了呼吸困难由轻到重的全过程，希望大家不要轻视呼吸困难这个常见症状。

3.咳嗽：咳嗽是心力衰竭容易被忽视的一个重要症状，在左心衰竭时，干咳，特别是卧位咳嗽是比较特征性的症状，但很多人（即使是普通医生）也会常常忽视，如果有原因不明的咳嗽，又有心力衰竭危险因素，平睡时明显，坐位时好转的话，就要注意可能有心衰的存在。

4.水肿和腹胀：这是右心衰竭的主要症状，如果出现下肢水肿，按压一下有凹陷，要警惕右心衰竭，还有不明原因的胃口差、肚子胀，也要怀疑右心衰竭的存在，及时到医院去求诊。

以上介绍了心力衰竭的一些常见症状，当然还有夜尿多、智力减退等非特异性的症状也要引起注意。心力衰竭的自我发现非常重要，症状越多，心力衰竭的可能性越大，到医院确诊后越早干预，预后就越好。

（三）心力衰竭的自我保养

本节主要是介绍心力衰竭的预防保健，但还是要老生常谈地强调一下：一定要遵循医嘱。心力衰竭确诊以后，医生会给一整套的注意事项，但最核心的是：不要忘了吃药，不要自行停药，心力衰竭需要终生服药，本节所介绍的一切保养常识都是在终生、正规服药的基础上进行的。

得了心力衰竭之后，患者本人或者家属需要知道正确的保健知识，正规吃药、良好的家庭保健和护理可以明显延长寿命，减少住院次数。以下从饮食、生活习惯、运动等方面做一些介绍：

1. 在饮食方面，要注意饮食应清淡、易消化、少刺激，考虑到不同食物排空时间不同，三大物质进食的原则是油腻不碰、高蛋白质不能多用、多食碳水化合物（糖类）。

禁用浓茶、咖啡或辣椒等，多吃新鲜蔬菜、水果、豆制品，增加维生素的量，服用利尿剂的患者要注意增加含钾较高的食物如橙、香蕉等。

要少食多餐，不宜过饱，以免加重心脏负担，要控制每天的食盐量（每天不超过 6g），水分也不宜过多。可以考虑配合使用金钱草、苜蓿草、木通、夏枯草、牛膝、玉米须、鱼腥草、茯苓等含钾较高的具有利尿作用的中药。

2. 在生活习惯方面，要注意学会每天测体重，甚则记录每天液体的进出量，就是说每天喝了多少水，食物中水分也要记录，出量记录大便、小便、还有皮肤蒸发量。体重的剧烈变化和进出量严重不平衡对于判断心力衰竭进展的状况非常有帮助。

3. 要注意防止各种感染，因为感染是诱发心力衰竭的最主要原因，大部分心力衰竭患者住院的原因就是感冒后咳嗽不愈，气急加重，只能住院治疗了。

专家们对于心力衰竭患者运动的好处和坏处，有一定的分歧，运动可以增加心脏功能储备，防止血栓，但也可能引发心衰恶化。目前的建议是，运动是必要的，但要注意适应证和运动方式，只有慢性稳定性心力衰竭、轻体力活动没有气急胸闷的、心力衰竭治疗稳定后 3~4 周、能进行体力活动者才能进行运动；运动方式也要注意，以行走、慢跑、骑自行车、做柔软体操（或者太极拳等中国特色运动方式）为主，运动时注意观察自身反应，出现疲劳无力、呼吸困难、头痛头晕、运动失调、紫绀、恶心等症状时应减少或停止运动。这里介绍一个比较有用的客观指标——心率，要注意心率不能超过110~115 次 / 分，或者超过平时心率 30 次 / 分。对于运动，大部分专家的观点是利大于弊，但要注意以下原则：循序渐进、量力而为、持之以恒。

（吴美平）

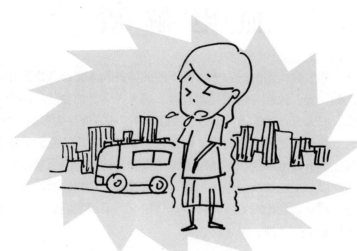

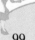

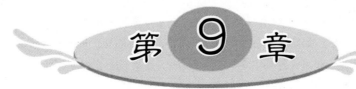

第9章

血 电 解 质

在人体生命代谢的过程中，有不断的体外物质交换和物质在体内的一系列转变，此称为物质代谢过程。进入人体参加物质代谢的营养物质除我们大家熟悉的糖、脂肪、蛋白质外，还有许许多多的矿物质，常见的主要有钠、钾、钙、镁、磷、氯、碳酸氢根等，它们是细胞新陈代谢、调节体液渗透压、维持酸碱平衡和保持细胞应激功能的重要电解质，以上血电解质如果出现紊乱将会导致一系列的水代谢及酸碱失衡等，严重者会出现心脏骤停等危急情况。下面我们介绍一下常见的几种电解质——钾、钠、钙、氯。

				检验报告单				检查编号：
申请单号：	编号	项 目	结果	参考值	编号	项目	结果	参考值
姓名：	K	血钾		3.5~5.0mmol/L				
性别：	Na	血钠		135~145mmol/L				
年龄：	Cl	血氯		95~105mmol/L				
病历号：	Ca	血钙		2.20~2.60mmol/L				
科别：								
床号：								
标本种类：								
送检日期：								
采样日期：								
注：H-偏高，								
L-偏低								
临床诊断：								

送检　　　检验　　　报告
医师_____日期_____日期_____检验师_____核对者_____

一、血钾

概 述

钾是生命必需的元素之一，正常人体内含钾量为每千克体重50~55mmol，其中98%存在于细胞内，仅2%在细胞外液中。钾的来源是食物，天然食物中含有丰富的钾，人体每天生理需要量为40~120mmol。正常人钾的摄入和排出处于动态平衡，吃得多排得多，吃得少排得少，摄入的钾盐90%经肾从尿排出，其余随粪便和汗液排出。

钾是生长必需的元素，钾是人体细胞内液的主要阳离子。钾在人体中的主要作用为维持细胞内正常渗透压；维持神经肌肉的应激性和正常功能；维持心肌的正常功能。钾缺乏时，心肌兴奋性增高，钾过高时又使心肌自律性、传导性和兴奋性受抑制，严重的血钾降低或升高均会导致心脏骤停；钾参与细胞的新陈代谢和酶促反应，钾在体内参与许多代谢反应，如果钾缺乏时，糖类和蛋白质的代谢也将受到影响；研究发现，血压与膳食钾、尿钾、总体钾或血清钾呈负相关，补钾对高血压及正常血压有降低作用，其作用机制可能与促进尿钠排出有关。

参考值

3.5~5.0mmol/L。

异常释疑

1. 血钾增高：血钾超过5.0mmol/L时称为高钾血症。高钾血症的发生原因和机制：

（1）摄入过多：高钾饮食、静脉输注大量钾盐、输入大量库存血液等。

（2）排出减少：①急性肾功能衰竭少尿期，肾上腺皮质功能减退症；

②长期使用螺内酯、氨苯蝶啶等潴钾利尿剂；③远端肾小管上皮细胞泌钾障碍，如系统性红斑狼疮、肾移植术后、假性低醛固酮血症等。

（3）细胞内钾外移增多：①组织损伤和血细胞破坏，如严重溶血、大面积烧伤、挤压综合征等；②缺氧和酸中毒；③β受体阻滞剂、洋地黄类药物引起；④家族性高血钾性麻痹；⑤血浆晶体渗透压增高，如用甘露醇、高渗葡萄糖盐水等静脉输液。

（4）假性高钾：①采血时上臂压迫时间过久；②血管外溶血；③白细胞增多症；④血小板增多症。

2. 血钾降低：血清钾低于3.5mmol/L时称为低钾血症。3.0~3.5mmol/L为轻度低钾；2.5~3.0mmol/L为中度低钾；< 2.5mmol/L为重度低钾。低钾血症发生的原因和机制。

（1）分布异常：①细胞外钾内移，如应用大量胰岛素、低钾性周期性麻痹、碱中毒等；②细胞外液稀释，如心功能不全、肾性水肿或大量输入无钾盐液体时，导致血钾减低。

（2）丢失过多：①频繁呕吐、长期腹泻、胃肠引流等；②肾衰竭多尿期、肾小管性酸中毒、肾上腺皮质功能亢进症、醛固酮增多症等使钾丢失过多；③长期应用速尿、利尿酸和噻嗪类利尿剂等排钾利尿剂。

（3）摄入不足：①长期低钾饮食、禁食和厌食等；②饥饿、营养不良、吸收障碍等。

（4）假性低钾：血标本未能及时处理，白细胞可从血浆中摄取钾。

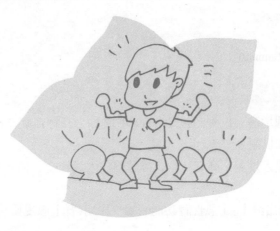

预防及建议

严重的血钾降低或升高均会导致心脏骤停。无论发现血钾降低或升高均应及时就医，在医生的指导下进行积极治疗，以防意外的发生。

正常情况下，日常饮食中的钾含量足以满足机体的需要，不会出现缺钾。钾由肠道吸收后，主要由肾脏排泄，肾脏对钾的排泄没有限制，即使机体处于缺钾状态，肾脏仍继续排钾。身体健康的人群很少发生血钾升高或降低，当出现血钾异常时，除纠正血钾紊乱外，还应积极寻找导致血钾异常的原因。

高血钾临床症状无特殊性，常被原发病如尿毒症的症状所掩盖，因此一般以实验室检查和心电图检查为主要诊断依据。日常生活中应注意限制饮食中钾摄入量，应用排钾性利尿剂，均可防止高钾血症的发生。

低血钾时最先出现的症状多表现为肌肉无力及瘫痪。一般从下肢开始，表现为活动困难、站立不稳，随着低钾的加重，肌无力可更为严重，躯干、上肢肌力也明显减弱。肌无力同时常伴有肢体麻木、肌肉压痛和手足搐搦等。上述症状多次发作，每次通过休息（饮食）后能自行缓解，发作症状越来越重，应高度重视，及时就医。反复出现低血钾的人应起居有常，温寒适宜，避免饱餐、酗酒、剧烈活动、外伤、感染等，如发现肢体无力、酸痛、感觉异常、口渴、出汗等症状及时来院复查血钾。

以下是日常食谱中富含钾的食物，常食有利于我们积极预防血钾偏低。

谷类：如全谷类、小麦胚芽。

奶类：各类调味乳奶。

肉、鱼类：鹅肉、沙丁鱼。

豆类：红豆、绿豆。

蔬菜类：深色蔬菜类尤其是红苋菜、绿苋菜、空心菜含量高，另有紫菜、海带、胡萝卜、香菇。

水果类：香蕉、番茄、番石榴、龙眼、香瓜、枣子、橙子、芒果含量较高。

其他：巧克力、可可、花生、瓜子、坚果类等。

含钾高的食物可以通过冷冻,加水浸泡或弃去汤汁以减少钾的含量。

一般像瓜果类蔬菜如南瓜、冬瓜、葫芦、苹果、梨、菠萝、西瓜、葡萄等,含钾量都比较低。

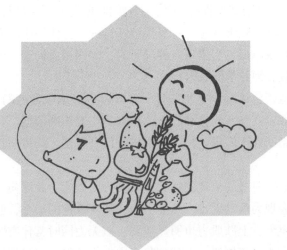

二、血钠

概　述

正常人体内每千克体重含钠为 40~44mmol, 其在细胞外液中占总钠量的44%, 细胞内液中占9%, 骨髓中占47%。钠的摄入主要是通过食物, 尤其是食盐。正常成人每日摄入的钠全部经胃肠道吸收。机体对钠的保留机制比较完整, 特别体现在肾脏的保钠机制, 通常情况下肾脏是钠的主要排泄器官, 肾脏根据机体钠含量的情况调节尿中排钠量, 其余经粪和汗液排出。皮肤对钠的排泄主要是通过汗液排出, 特殊情况下, 如大量出汗等, 通过皮肤排出的钠则大大增加。也有少量钠随粪便排出。钠排出的量与机体摄入的量相关, 摄入的少则排出的少; 但在无钠摄入时, 机体仍可有少量的钠排出, 因而长期的无盐饮食，将导致体内钠的缺失，出现钠代谢的异常。

从细胞分裂开始，钠就参与细胞的生理过程。氯化钠是人体最基本的电解质。对肾脏功能有影响，缺乏或过多则引起许多疾病。钠能调节细胞外液容量，构成细胞外液渗透压，而细胞外液钠浓度的持续变化对血压有很大影响。体内水量的恒定主要靠钠的调节，钠多则水量增加，钠少则水量减少，所以摄入过多的食盐，易发生水肿；过少则易引起脱水。钠对肌肉运动、心血管功能及能量代谢都有影响。钠不足时，能量的生成和利用较差，以至于神经肌肉传导迟钝。表现为肌无力、神志模糊甚至昏迷，出现心血管功能受抑制的症状。糖的利用和氧的利用必须有钠的参与。钠在肾脏被重吸收后，与氢离子交换，清除体内的二氧化碳，保持体液的酸碱度恒定。肾对钠的主动重吸收，引起氯的被动重吸收，有利于胃酸的形成，帮助消化。人们如果在晨起后喝一杯淡盐水，可起润肠通便作用。

参考值

135~145mmol/L。

异常释疑

1. 血钠增高：高钠血症主要临床表现为神经精神症状。其中原因有：

（1）水摄入不足：如昏迷、拒食、消化道病变引起饮水困难。

（2）水丢失过多：①经肾外丢失，如高热、高温导致的大量出汗可引起水从皮肤大量丧失；喘息状态、过度换气、气管切开等可使水从呼吸道丢失；水样腹泻也可造成本症，如果同时合并饮食障碍，情况可以严重恶化。②经肾丢失，主要由中枢性尿崩症及肾性尿崩症或应用大量渗透性利尿药引起。

（3）内分泌疾病：如原发性或继发性醛固酮增多症出现高血钠；库欣综合征可能有轻度血清钠升高，或长期服用肾上腺皮质激素使肾小管钠重吸收亢进，而致血清钠偏高。

（4）脑损伤：可引起高钠血症，由于渗透压调节中枢障碍，成为外伤性尿崩症，尿不能被浓缩，液体丢失，血清钠增高，血浆渗透压升高，而出现低渗尿。

2. 血钠降低：指血清钠低于 135mmol/L。重度低钠 <120mmol/L，中度低钠 <130mmol/L，轻度低钠 <135mmol/L。血钠降低主要见于：

（1）肾钠丢失过多：其主要的病因有：①利尿药过度使用；②盐皮质激素缺乏，使肾小管重吸收钠减少；③失盐性肾炎伴有肾小管性酸中毒和代谢性碱中毒；④酮尿等（包括糖尿病酮症酸中毒、饥饿、酒精性酮尿）。

（2）肾外钠丢失的病因有：①胃肠道丢失，如呕吐、腹泻、第三腔隙体液潴留、烧伤、胰腺炎及胰腺造瘘和胆瘘等；②蛛网膜下隙出血引起的脑耗盐综合征是极少见的综合征，同时有血容量减少，其机制不明，有人猜想可能与脑钠肽释放增多有关。

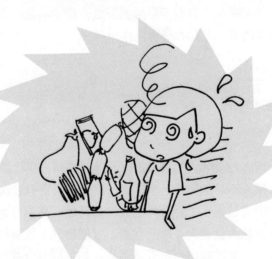

预防及建议

高钠血症的主要病理生理是血容量减少，使血浆渗透压升高，细胞内水流至细胞外，引起细胞脱水，从而引起细胞功能障碍，特别是脑细胞脱水而引起中枢神经系统功能障碍，临床上有明显的神经系统的临床表现，甚至导致死亡。因血容量缩减而有失水，血压下降，尿量减少和末梢循环障碍或衰竭。以预防为主，有原发病者应监测电解质，积极治疗，控制原发病；适当控制钠和水的摄入，使血钠水平维持在正常范围。

当血清钠浓度低于或等于 115mmol/L 时，可发生精神错乱、疲劳、厌食、恶心、呕吐和头痛，当低于 110mmol/L 时，易发生昏迷和抽搐，若测定值低于 115mmol/L 时，应尽快采取治疗措施。在长时间的高强度运动中，钠离子随着汗液流失，仅仅补充流失的水分，那就会降低血液中的钠离子浓度，因此也应注意钠的补充。同时应忌生忌冷和油腻食物。对于早期性稀释性低钠血症要严格限制饮水量，给予普食或高钠食物。对于低钠血症且伴有心脏病和高血压者忌吃过多的食盐。钠除来源于食盐外，普通食物中也含有，如大红肠、谷糠、玉米片、泡黄瓜、火腿、青橄榄、午餐肉、燕麦、土豆片、香肠、海藻、虾、酱油、番茄酱、菠菜、冬瓜、茄子、豆腐干等。

三、血氯

概　述

血氯指血清中氯离子浓度。氯是人体细胞外液中主要的阴离子，在调节人体酸碱平衡、渗透压和水分布方面起重要作用。

参考值

95~105mmol/L。

异常释疑

1. 血氯增高：多见于①急性肾小球肾炎和慢性肾小球肾炎，且常与钠同时滞留；②碳酸氢盐丧失，常有相对的氯增高，导致高氯性酸中毒，如Ⅱ型肾小管性酸中毒；或输入含氯量高的药物时，如盐酸精氨酸的输入，大量服用氯化铵，可引起血清氯增高。

2. 血氯降低：多见于①频繁呕吐和胃肠道减压，丢失大量胃液，使血清氯离子减少；②急性肾功能不全，常出现低氯血症，这是因尿素潴留影响血浆渗透压，血浆中氯化钠减少，以此来调节渗透压的变化；③肾上腺皮质功能亢进，如库欣综合征，可表现低钾和低氯性碱中毒；④慢性呼吸功能不全，如肺心病等引起的呼吸性酸中毒，因二氧化碳潴留，血浆碳酸氢根相应增加，氯自肾脏排泄增加，血清氯减少；⑤心功能不全、肝硬化腹水，不适当地限制盐和应用袢性利尿剂。如速尿等可使氯丢失，而引起血清氯降低。

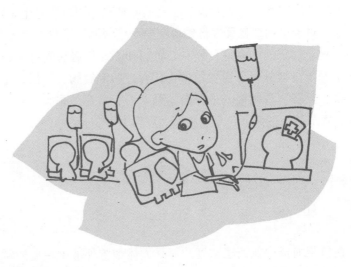

预防及建议

　　血清氯的变化与人体的酸碱平衡关系十分密切，当血氯降低时，常伴随着碱中毒，而升高时会有酸中毒的存在。血清氯变化还与钠呈平行关系，低氯血症常伴有低钠血症，但大量丧失胃液时失氯多于失钠，若大量丧失肠液，则失钠多于失氯。血氯水平的变化没有特异性的临床症状，常常被原发病所掩盖，因此，当我们发现血清氯有变化时，除积极治疗原发病外，也应关注其他电解质的水平，同时进行血气分析等检查，明确有无酸碱失衡。

四、血钙

血液中的钙几乎全部存在于血浆中，所以血钙主要指血浆钙。在机体多种因素的调节和控制下，血钙浓度比较稳定。血钙以离子钙和结合钙两种形式存在，各占约50%。其中结合钙绝大部分是与血浆清蛋白结合，小部分与柠檬酸、重碳酸盐等结合。由于血浆蛋白质结合钙不能透过毛细血管壁，故称为不扩散钙。柠檬酸钙等钙化合物以及离子钙可以透过毛细血管壁，则称为可扩散钙。血浆钙中只有离子钙才可以起到生理作用。血浆中的不扩散钙，虽没有直接的生理效应，但它与离子钙之间处于一种动态平衡，并受血液酸碱度的影响。

参考值

2.20~2.60mmol/L。

异常释疑

1.血钙增高：不同疾病所致的高钙血症有各自原发病的临床表现，高钙血症的征象取决于血钙增高的程度和速度。血钙量常年处在高水平时，可导致动脉硬化、高血压、各种结石症及老年痴呆。临床实践表明，老年人的各种不适症状如：食欲不振、情感淡漠、脆弱、周身疲惫乏力、骨痛、关节痛、便秘、心律失常、嗜睡、非规律性搐搦、多尿、瘙痒、手足麻木等均与血钙增高有关。其常见原因有：

（1）甲状旁腺功能亢进：原发性常见于甲状旁腺腺瘤、增生或腺癌，这是高血钙的主要原因。继发性见于维生素D缺乏或慢性肾衰竭等所致的长期低血钙，刺激甲状旁腺代偿性增生，最终引起高钙血症。

（2）恶性肿瘤：白血病、多发性骨髓瘤等和恶性肿瘤骨转移是引起血钙升高的最常见原因。

（3）维生素D中毒：治疗甲状旁腺功能低下或预防佝偻病而长期

服用大量维生素 D 可造成维生素 D 中毒，所致高钙高磷血症可引起头痛、恶心等一系列症状及软组织和肾的钙化。

（4）甲状腺功能亢进：甲状腺素具有溶骨作用，中度甲亢患者约20% 伴高钙血症。

（5）其他：肾上腺皮质功能不全（如艾迪森病），维生素 A 摄入过量，患类肉瘤病，应用使肾对钙重吸收增多的噻嗪类药物等。

2. 血钙降低：低血钙时神经肌肉兴奋性增高，可出现手足抽搐、肌痉挛、喉鸣、惊厥，以及易激动、情绪不稳、幻觉等精神症状。低钙血症常因甲状旁腺功能不全，维持正常血钙的作用减弱或丧失而发病。多见于甲状旁腺损伤或特发性萎缩的患者，也有因甲状腺手术后引起甲状旁腺功能减退者。其常见原因有：

（1）甲状旁腺激素（PTH）缺乏或作用受阻：原发性或称特发性甲状旁腺功能减退症少见。

（2）维生素 D 缺乏或代谢异常：①维生素 D 缺乏，见于食物中缺乏、肠道吸收不良、接触阳光过少、多次妊娠、长期哺乳等；②维生素 D 的羟化障碍：见于肝硬化、肾衰竭等疾病；③维生素 D 抵抗。

（3）慢性肾功能不全。

（4）急性胰腺炎。

预防及建议

如果发现血钙升高时，其一般治疗为限制钙的摄入，补充足量水分，纠正电解质与酸碱平衡失调，治疗肾衰竭等。血钙低于正常者应处理原发病，补充钙剂。钙含量较高的食物如下：

乳类与乳制品：牛、羊奶及其奶粉、乳酪、酸奶、炼乳。

豆类与豆制品：黄豆、毛豆、扁豆、蚕豆、豆腐、豆腐干、豆腐皮、豆腐乳等。

鱼、虾、蟹类与海产品：鲫鱼、鲤鱼、鲢鱼、泥鳅、虾、虾皮、螃蟹、海带、紫菜、蛤蜊、海参、田螺等。

肉类与禽蛋：羊肉、猪脑、鸡肉、鸡蛋、鸭蛋、鹌鹑蛋、松花蛋、猪肉松等。

蔬菜类：芹菜、油菜、胡萝卜、芝麻、香菜、雪里蕻、黑木耳、蘑菇等。

水果与干果类：柠檬、枇杷、苹果、黑枣、杏脯、橘饼、桃脯、杏仁、山楂、葡萄干、胡桃、西瓜子、南瓜子、桑椹、花生、莲子等。

（施荣）

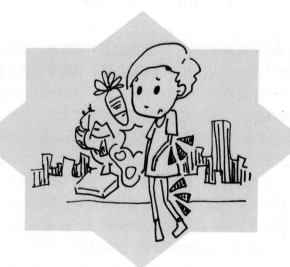

血　糖

　　血糖，即指血液中的糖，一般情况下为葡萄糖。糖是人体必不可少的营养物质之一。人体各组织细胞均需要能量来支持生理活动，而这大部分来自于葡萄糖。糖的来源有两种：一种为直接通过饮食摄入，另一种为糖的异生。人们通过饮食摄入谷物、水果、蔬菜等，再经过消化，转化为单糖（如葡萄糖等）吸收入血，然后运送到全身组织细胞，成为能量的来源。维持正常的血糖值对于人体非常重要。人的大脑及神经细胞是靠葡萄糖来提供能量的，而且它们本身没有糖原储备也不能利用消耗脂肪来提供能量。当血糖浓度低时，神经系统仍需要一定的糖来维持能量，当机体不能提供糖的时候，就发生低血糖症状，甚至危及生命。因此，监测血糖水平，了解血糖控制情况非常重要，尤

检验报告单

检查编号：

申请单号：
姓名：
性别：
年龄：
病历号：
科别：
床号：
标本种类：
送检日期：
采样日期：
注：H- 偏高，
　　L- 偏低
临床诊断：

编号	项　目	结果	参考值	编号	项　目	结果	参考值
FPG	空腹血糖		3.9~6.1mmol/L				
2hPG	餐后 2 小时血糖		<7.8mmol/L				
HbA1C	糖化血红蛋白		3.8%~5.8%				

送检　　　　检验　　　　报告
医师＿＿＿＿日期＿＿＿＿日期＿＿＿＿检验师＿＿＿＿核对者＿＿＿＿

其对于糖尿病患者更为重要。临床上常用的检测血糖的指标有空腹血糖、餐后 2 小时血糖和糖化血红蛋白。这 3 个指标从不同时间点反映了糖尿病患者血糖的控制程度和糖尿病的严重程度。

一、空腹血糖及餐后 2 小时血糖

（一）空腹血糖

概　述

空腹血糖（FPG）是指在早晨 6~7 点钟空腹情况下测定的血糖值，这对诊断糖尿病和监测糖尿病治疗情况非常重要。人体血糖在全天因饮食、运动等不同会有波动，而早晨空腹血糖水平是在基础状态下没有饮食负荷时的血糖水平，故能很好地反映患者基础胰岛素水平。空腹血糖的检测具有一定的局限性，如果仅应用空腹血糖作为筛查糖尿病指标，则会贻误病情，造成漏诊。另外，血糖浓度受一些激素的影响，有些非糖尿病如肝病、甲亢及使用激素等也可使血糖升高，这样又易导致误诊。因此，临床上要联合多种方式进行检测。

参考值

3.9~6.1mmol/L（70~110mg/dl）（酶电极法）。

异常释疑

1. 空腹血糖降低：当血糖低于 2.8mmol/L（50mg/dl）时为低血糖。轻症表现为头晕、注意力不集中、反应迟钝、出冷汗、心慌等，严重的出现昏迷，甚至危及生命。部分患者还可诱发急性脑血管病、心肌梗死或心律失常等。

2. 空腹血糖升高：高于 7.0mmol/L（126mg/dl）时诊断为糖尿病。

3. 空腹血糖受损：当血糖值大于 6.1mmol/L（110mg/dl）但小于 7.0mmol/L（126mg/dl）时则为空腹血糖受损。空腹血糖受损是一个过渡阶段,是从正常过渡到糖尿病的阶段。此时,患者如果注意饮食控制,同时配合运动疗法（必要时可加用降糖药物）的话,血糖有可能逐渐变为正常,否则,有可能发展成为糖尿病。

(二) 餐后 2 小时血糖

概　述

　　餐后 2 小时血糖（2hPG）即进食 2 小时后检测的血糖值。餐后血糖可以在一定程度上反映胰岛素分泌的情况和机体对胰岛素的敏感程度,为临床上用于筛选和发现空腹血糖正常的糖尿病患者的最常用方法。有一些 2 型糖尿病患者空腹血糖可能并不高,甚至有的空腹血糖值很正常,但餐后 2 小时血糖值却非常高。人体进食后,随着对食物的消化、吸收,血糖逐渐升高,餐后血糖一般进食 30~60 分钟达到高峰,90 分钟内恢复至餐前水平。但糖尿病患者由餐后恢复至餐前水平的时间明显延长。检测餐后血糖,应该从吃第一口饭时开始计时,这样测出的值比较准确。餐后高血糖的程度与进食时间、多少及其食物构成有关。

　　推测多数 2 型糖尿病病人在空腹血糖增高前 2~5 年,或出现糖尿病临床症状前 6~10 年,可能已存在餐后高血糖。

　　餐后 2 小时血糖检查的唯一的缺点是,有些糖尿病患者服糖后高峰不在 2 小时,而是在 1 小时后,到 2 小时的时候血糖高峰已下降,这样的患者易被漏诊。所以,对餐后 2 小时血糖可疑升高的患者,宜在餐后 1 小时和 2 小时各抽血一次为好,或者直接做糖耐量试验。

参考值

　　<7.8mmol/L（140mg/dl）（酶电极法）。

异常释疑

　　（1）如果餐后 2 小时血糖超过 7.8 mmol/L（140mg/dl）,则应加以重视,考虑为血糖升高。

　　（2）如果餐后 2 小时血糖超过 11.1 mmol/L（200mg/dl）,则诊断

为糖尿病。

（3）若餐后 2 小时血糖值超过 7.8 mmol/L，但低于 11.1 mmol/L 则为糖耐量降低（IGT）。

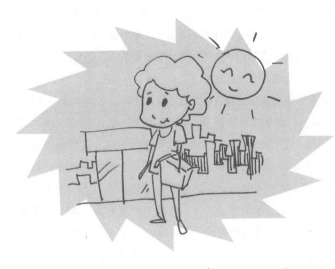

附：糖尿病

糖尿病并发症多，危害性大，已经家喻户晓，随着生活水平的提高，人口老龄化及生活方式的改变，糖尿病患病率逐年增加。糖尿病是慢性进行性疾病，早期可无症状，有的患者在健康体检时发现血糖升高，还有的患者因高血压、动脉硬化、心脑血管疾病等并发症而被发现。糖尿病的典型症状为"三多一少"即多饮、多食、多尿和体重减轻，可导致眼、肾、神经、心脏、血管等组织器官的病变，严重或应激时可出现糖尿病酮症酸中毒、高血糖高渗状态等，危及生命，应积极防治。

1. 检测指标的选择：单纯检测空腹血糖具有一定的局限性，大部分人在出现糖尿病以前就已经出现糖耐量的异常，往往表现为空腹血糖正常，而餐后血糖异常。因此，40 岁以上人群，怀疑可能存在糖尿病者或有糖尿病家族史者需排除糖尿病时，应定期同时测空腹血糖和餐后血糖，了解血糖水平，早期预防。另外，餐后 2 小时血糖升高与糖尿病的并发症密切相关，它比空腹血糖能够更好地反映血糖控制水平。餐后高血糖引起糖基化产物沉积于终末器官，引起大血管、微血管和神经病变。餐后高血糖与糖尿病的心脑血管并发症也有着密切的相关性，也就是说，餐后血糖越高，发生心绞痛、心肌梗死和中风的机会就越高。餐后血糖越高，糖尿病微量蛋白尿和糖尿病视网膜病变的发生率也越高。

2. 注重糖尿病前期的预防：空腹血糖受损和糖耐量降低均是糖尿病的前期，应当加以重视，这些人群在几年后约有1/3发展为糖尿病。早期发现糖耐量降低并及时进行有效的干预治疗对延缓或防止糖耐量降低向2型糖尿病的转化和减少心血管疾病的发生发展具有重要意义。糖耐量降低的任何干预方法的目的都是将血糖降至正常，提高组织对胰岛素的敏感性，改善β细胞功能。

3. 了解影响血糖波动的因素：对于糖尿病患者来说，在某些诱因存在下，会引起血糖波动，此时要及时检测，调整药物剂量，更好地控制血糖。这些因素包括①气候因素：寒冷可促进肾上腺素分泌增加，肌肉对葡萄糖摄取减少，血糖升高；夏季炎热多汗，血液浓缩而血糖增高。②因手术、外伤、感染及急性心、脑血管疾病等应激下，血糖可迅速升高，甚至诱发糖尿病酮症酸中毒或高渗昏迷。③药物剂量不足：治疗中患者自行减少药物剂量，或长期不监测血糖，药物剂量相对不足，而未及时调整，使血糖升高。也有的因为工作环境、生活环境发生变化，暂时机体不能适应，引起血糖波动。

4. 控制饮食：饮食控制是糖尿病基础治疗之一，是非常重要的。

（1）限制每日总能量的摄入，合理均衡分配各种营养物质，强调低盐、高纤维素饮食，限制饮酒。一般情况下，我们根据工作性质和体重达标来计算每日所需总热量，而肥胖者一定要控制体重。提供人体能量的主要物质为蛋白质、糖类及脂肪三大物质，因此，计算出总热量后，就要合理安排这三大物质的比例。一般来讲，平衡膳食中的三大营养素的组成比例为：糖类占总热量的50%~60%；蛋白质一般不超过总热量的15%（每天每千克体重0.8~1g）；脂肪占总热量的30%。但糖尿病者饮食中要注意：

● 食用糖类物质避免甜饮料，少食糖分高的水果。饮食中提倡用粗制米、面，多食粗粮如燕麦、荞麦、玉米；豆类如黄豆、黑豆、绿豆；蔬菜如空心菜、菠菜、韭菜、黄瓜、西葫芦、卷心菜、海带、大白菜、辣椒、芥蓝、蘑菇、豆芽、苦瓜、南瓜、冬瓜等；可以吃一些糖分低的水果如柚子、荔枝、菠萝、樱桃、草莓、苹果、橄榄、无花果、桃子及猕猴桃等；肉类如鸽肉、鸡肉、牛肉；鱼类如鱿鱼、鲤鱼、泥鳅等。可以应用一些药食两用的东西，如黄芪、菊芋（洋姜)、山楂、莲子、玉竹、葛根、山药、黄精、地黄、桔梗、地骨皮等。

• 保证优质蛋白质的摄入。蛋白质是组成细胞、组织的重要物质，神经、肌肉、内脏、血液，甚至头发均由蛋白质组成。人体新陈代谢、创伤后修复均需要蛋白质，体内各种酶、激素、抗体等均由蛋白质构成，营养素的运送与蛋白质关系密切。蛋白质食物来源可分为植物性蛋白质和动物性蛋白质两大类。肉、蛋、奶和豆类食品是蛋白质的主要来源，一般来自于动物的蛋白质为优质蛋白质，含有充足的必需氨基酸。一个成年人每天摄入 60~80g 蛋白质，基本上已能满足需要。每天食用的蛋白质最好有 1/3 来自动物蛋白质，2/3 来源于植物蛋白质。混合食用，氨基酸互补，提高营养价值，如谷类与豆类混合食用。每餐食物都要有一定质和量的蛋白质。

• 减少脂肪摄入量。糖尿病患者要限制脂肪摄入量。一方面，过多摄入脂肪会影响胰岛素的活性，使血糖升高。另一方面，糖尿病患者本身易并发脂代谢异常，从而引起心、脑血管疾病。根据脂肪分类选择食用。尽量少用饱和脂肪，如猪油、肥肉、巧克力、酸奶、奶油、鸡鸭皮等。适当应用多不饱和脂肪，如大豆油、玉米油、葵花子油等。适宜应用单不饱和脂肪，如橄榄油、花生酱、花生、杏仁、腰果、开心果。避免食用反式脂肪酸。反式脂肪酸会促进糖尿病发生，增加心血管疾病风险，还会导致老年痴呆，影响儿童生长发育等，常存在于各种油炸食品（薯条、鸡块）、沙拉酱、奶茶、方便面、饼干、薯片、速溶咖啡、烘焙糕点、糖果、巧克力等。

血

糖

117

（2）注意"食物血糖生成指数"。"食物血糖生成指数"是衡量食物引起餐后血糖反应的一项指标，是指含 50g 糖类的食物与相当量的葡萄糖或白面包在一定时间内（一般为 2 小时），体内血糖反应水平百分比值，反映了食物与葡萄糖相比升高血糖的速度和能力，通常把葡萄糖的血糖生成指数定为 100。食物血糖生成指数 >70% 的为高食物血糖生成指数食物，吸收后迅速引起血糖升高；而食物血糖生成指数 <55% 的为低食物血糖生成指数食物，葡萄糖释放缓慢，血糖上升慢。

食物血糖生成指数除了与食物种类有关外，还受多方面因素影响，如受食物中糖类的结构、类型，食物的化学成分和含量及食物的加工制作过程等影响。叶和茎类蔬菜、豆类、乳类属于低和较低血糖生成指数的食物，而谷类、薯类、水果因品种和加工方式不同而血糖生成指数不同，尤其是当其中的膳食纤维含量发生变化时，血糖生成指数就更不一样。食物中膳食纤维含量高，则血糖生成指数低，如燕麦、薯类由于膳食纤维含量高，淀粉消化速率慢，所以血糖生成指数值相对较低；而面包、膨化食品由于发酵、膨胀使淀粉结构松散，容易消化、吸收，所以血糖生成指数就越高。食物被加工得越精细，就越容易被人体吸收，血糖升高速度就较快，血糖生成指数就越高。精加工大米较粗制大米血糖生成指数高，稀烂米粥较蒸米饭血糖生成指数高。单独食用米粥血糖生成指数高，当加入蔬菜后同食则血糖生成指数有所降低。了解这些，才能更好地控制血糖。

（3）注意饮食烹饪、加工方法。食物的烹饪加工方法不同对血糖的影响不同。如烹调时不用动物油，适量放植物油；多用炖、煮、余、拌、蒸、卤等少油的做法烹调食物，少用或不用油煎或油炸的方法烹调食物；吃鸭肉、鸡肉时，要去除外皮和油脂；选择含脂肪少的瘦肉；若做汤或沙锅炖菜时要放肉的话，肉不要过油，直接放到锅中炖。选择奶制品要注意尽量食用低脂或脱脂的奶制品，少吃奶油类食物，不吃奶酪和黄油；适量少吃坚果类食物；少吃方便面。

5. 定期进行有氧运动：运动与饮食控制是糖尿病患者的基础治疗方法。实验证明，每步行 1500m，大约消耗 418KJ（100 千卡）的热量，相当于能够使血糖下降 1~2mmol/L；进行慢跑、游泳、打太极拳、骑车、做操、慢节奏舞蹈、打乒乓球、打羽毛球等 30 分钟，约可消耗 1254KJ（300 千卡）的热量，相当于能够使血糖下降 3~4mmol/L。另外，做适当的家务也有助于降低血糖。因此，控制血糖应注重加强运动。

（1）运动原则。因人而异，量力而为，循序渐进，持之以恒。依身体情况选择适合自己的运动方式，应做"有氧运动"，每周 3~5 次。运动前做 5~10 分钟的准备工作。通常为低中等强度的有氧运动。宜在餐后 1 小时进行。开始时 10 分钟，逐渐延长至 30~40 分钟，其中可穿插必要的间歇时间。将每天摄入能量 10%~15% 列为运动中消耗。

（2）运动注意事项。①运动要有节律，强度由低到高，如果进行长时间强烈运动，应监测血糖并注意遵医嘱调整胰岛素或口服降糖药用量。如运动前血糖较低，应先加餐。进餐后 1 小时进行运动。清晨未注射胰岛素前，体内胰岛素很少，运动可引起酮血症而加重病情，应避免运动。②选择适合自己的运动，避免高强度运动，合并高血压者不宜举重屏气；有周围血管病变者不宜举重，头不低于腰；周围神经病变者应避免过度伸展，不负重；运动会引起食欲增加，消化功能增强，应注意控制饮食；注意足部护理。③预防低血糖。糖尿病患者切忌空腹进行运动，并且运动时要随身携带糖果、饼干。如出现低血糖的症状（心慌、出汗、眩晕、恶心、呕吐，以及有明显的饥饿感等现象），应马上停止运动，立即服用糖果或尽快进食，从而使低血糖症状得到及时的缓解。

（3）不适合运动疗法的糖尿病患者。各种急性感染期，心功能不全、严重心律失常并且活动后加重，严重的糖尿病肾病、糖尿病足、严重的眼底病变、新近发生血栓、血糖未得到较好控制大于16.8mmol/L、酮症或酮症酸中毒等以上病症的患者。

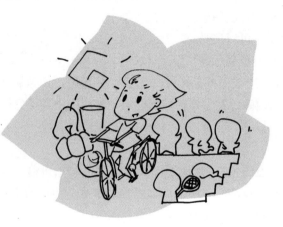

二、糖化血红蛋白

概述

糖化血红蛋白（HbA1C）是红细胞中的血红蛋白与血糖相结合的产物。它通过缓慢、持续及不可逆的糖化反应而形成，形成后不易分开。一般情况下，人体内红细胞的寿命为120天，在红细胞死亡前，血液中糖化血红蛋白含量也会保持相对不变。当血液中葡萄糖浓度较高时，人体所形成的糖化血红蛋白含量也会相对较高。糖化血红蛋白的水平与血中葡萄糖浓度成正比，反映的是在检测前 120 天内的平均血糖水平，而与抽血时间、患者是否空腹、是否使用胰岛素等因素无关，是了解一段时间内血糖控制是否良好的一个指标。糖化血红蛋白的测定结果以百分率表示，是指与葡萄糖结合的血红蛋白占全部血红蛋白的比例。

120

参考值

3.8%~5.8%（高压液相色谱法）。

异常释疑

＜6%：控制偏低，患者容易出现低血糖。

6%~7%：控制理想。

7%~8%：可以接受。

8%~9%：控制不好。

＞9%：控制很差，慢性并发症极易发生。如糖尿病性肾病、动脉硬化、白内障等并发症，并可能出现酮症酸中毒等急性并发症。

预防及建议

1. 糖化血红蛋白在糖尿病监测中具有较好的价值：

（1）它能反映一段时间内血糖控制水平，与血液中葡萄糖浓度成正比，血糖越高，糖化血红蛋白就越高。

（2）糖化血红蛋白生成缓慢，测量值与采血时间、进食、是否应用胰岛素无明显关系。短暂的血糖波动，不会引起糖化血红蛋白大的波动，短暂的血糖升高或降低，也不会造成糖化血红蛋白的升高或下降。

（3）糖化血红蛋白能反映采血前二三个月的平均血糖水平。糖化血红蛋白相当稳定，一旦生成，就不易分解，它不能反映短期内的血糖波动，却能更好地反映较长时间的血糖控制程度。

（4）糖化血红蛋白的监测目的主要是为了消除血糖波动对病情控制的影响。特别是对于血糖波动较大的 1 型糖尿病是一个极有价值的控制指标。糖化血红蛋白不能作为诊断糖尿病的依据，也不能取代糖耐量试验，可作为糖尿病的普查和健康检查的项目。

2. 糖化血红蛋白的检测频度：监测空腹血糖和餐后血糖时，应综合糖化血红蛋白才能更好地控制血糖，预防并发症的发生。美国糖尿病协会（ADA）建议血糖控制满意且稳定的糖尿病患者至少一年测 2 次糖化血红蛋白；若血糖控制不满意且需调整方案者，应一年测 4 次。另外，计划怀孕的糖尿病妇女，初期每月测一次糖化血红蛋白，血糖控制满意后，应每 6~8 周测一次，直到受孕。

我们建议有条件的患者应该每 3 个月检查一次，以了解一段较长时间内血糖控制的总体情况。对于那些使用胰岛素治疗的患者，由于血糖波动较大，至少每 3 个月到半年检查一次。

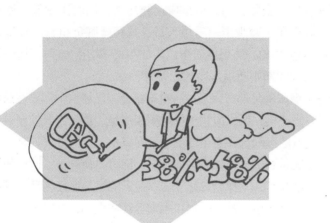

3. 影响糖化血红蛋白的因素：贫血，出血性疾病，或用心得安、吗啡、双氢克尿噻等药物可引起糖化血红蛋白下降。而大量服用阿司匹林、维生素 C 以及肾功不全、甲亢者可使其增高。

4. 糖尿病慢性并发症的预防：糖尿病患者的慢性并发症主要是长期高血糖导致的慢性组织损伤，常见的有糖尿病眼底病、糖尿病肾病及糖尿病足。

（1）糖尿病眼底病在病变早期阶段（没有新生血管阶段），如果控制血压、血脂、血糖，眼底病变进展很慢。但如果到了新生血管期，可引起玻璃体出血，黄斑出血遮盖，会导致失明。因此，糖尿病患者应每年检查眼底，了解眼底情况。早期发现糖尿病眼底病并发症，早期合理治疗可以减少失明发生率。如果到了新生血管期，应听从医生建议，采取相应治疗。

（2）糖尿病肾病是糖尿病的重要并发症之一，也是糖尿病患者重要的致死原因之一。随着病程的延长，肾脏会受到损害。肾脏早期损害表现为尿蛋白排出增多，因此，临床要定期检测微量蛋白排泄率，以确定是否存在早期损害。如果存在早期损害，要严格控制血糖以减少微量蛋白的漏出。如果发生早期损害而不予以重视，肾脏损害加重，出现大量蛋白漏出。从大量蛋白尿开始，如果不治疗，7~10年则肾功能损害可能到终末期。糖尿病肾病的防治措施有：严格控制血糖，一般不宜应用口服降糖药，应该应用胰岛素，同时注意低血糖反应；积极治疗高血压；减少蛋白质摄入量，减轻肾脏负担，一般每日蛋白质摄入量不超过40g，选用优质蛋白质如牛奶、鸡蛋、肉类，豆制品应限制；如果是尿毒症期则听从医生建议治疗。

（3）糖尿病足部溃疡形成后很难愈合，足坏疽常需要截肢治疗，造成患者终身残疾，所以应积极预防糖尿病足。首先，要控制血糖，每日坚持一定量的运动，注意足部卫生。穿宽松、透气性好的鞋子，随时检查足部皮肤是否破损，如有轻微破损，即可更换鞋子，同时积极处理伤口。勤换洗袜子，不穿紧口袜子，以免影响足部血液循环。其次，糖尿病患者因为足部感觉神经受损，感觉迟钝或丧失，难以及早发现足部损伤，轻微损伤易出现感染，造成经久不愈，是严重坏疽的开始。因此，要经常检查足部是否损伤。第三，要积极防治感染，有脚癣者要彻底治好，同时要防止甲沟炎。第四，洗脚水温度不要超过40℃，洗净后要擦干，要注意适当涂抹一些润滑油。最后，要绝对禁烟、酒。

（李淑芳　钱义明）

第11章

血　脂

　　血脂是指血浆中的中性脂肪（三酰甘油和胆固醇）和类脂（磷脂、糖脂、固醇、类固醇）的总称，广泛存在于人体中。它们是机体维持生命的基础代谢必需物质。尽管在人体全身脂类中血脂含量只占极小一部分，但这些脂类物质都要经过血液在各组织间转运。因此，血脂含量可以反映体内脂类代谢的情况，但血脂波动较大，如饮食、剧烈运动或患病情况下，血脂含量可发生大幅度变化。如食用高脂肪餐后血脂会大幅度上升，但这只是短暂的，一般 3~6 小时后可逐渐正常。因此，检测血脂时要注意时间，通常在饭后 12~14 小时采血或在早晨空腹时采血，这样血脂检测结果较为可靠。由于血浆胆固醇和三酰甘油水平的升高与动脉粥样硬化的发生关系密切，因此这两项成为血脂测定的重点项目。当

血
脂

123

检 验 报 告 单　　　　　　　　　　　　　检查编号：

申请单号：

姓名：

性别：

年龄：

病历号：

科别：

床号：

标本种类：

送检日期：

采样日期：

注：H– 偏高，
　　L– 偏低

临床诊断：

————

编号	项　目	结果	参考值	编号	项　目	结果	参考值
TC	胆固醇		2.86~5.69mmol/L				
TG	三酰甘油		0.45~1.69mmol/L				
HDL	高密度脂蛋白－胆固醇		0.9~2.9 mmol/L				
LDL	低密度脂蛋白－胆固醇		2.1~3.1 mmol/L				

送检　　　　检验　　　　报告
医师＿＿＿＿日期＿＿＿＿日期＿＿＿＿检验师＿＿＿＿核对者＿＿＿＿

我们拿着化验结果来判断自己是否患有高脂血症要看哪几项指标呢？主要看血清胆固醇（TC）、三酰甘油（TG）、高密度脂蛋白－胆固醇（HDL-c）和低密度脂蛋白－胆固醇（LDL-c）这几项指标。

一、胆固醇

概述

胆固醇是动物组织细胞不可缺少的重要物质，它不仅参与形成细胞膜，而且是合成胆汁酸、维生素 D 以及制造激素的原料。胆固醇在体内参与细胞膜的组成，并维持和营养细胞膜，保持细胞膜的稳定性。人体内胆固醇来源有两种：饮食摄入和体内合成。饮食中胆固醇主要来自蛋黄、动物脂肪、动物内脏、虾等。在体内，胆固醇与蛋白质结合，以脂蛋白的形式在体内转运。胆固醇作为一个诊断指标来说，它既不够特异，也不够敏感，所以不能作为诊断指标，只能作为评价动脉粥样硬化、冠心病的危险因素指标，目前最常用于动脉粥样硬化、冠心病的预防、发病估计、治疗观察等的参考指标。高胆固醇者发生动脉粥样硬化、冠心病的概率高，但冠心病者不都表现为胆固醇升高。胆固醇在肝脏合成，严重肝脏疾病如肝硬化、肝炎等导致胆固醇减低。若血内胆固醇水平过低，会使细胞膜的稳定性减弱，导致细胞膜弹性降低，脆性增加，致使血管壁脆性增加。另外，胆固醇是体内合成类固醇激素的重要原料。如果胆固醇水平过低，往往会导致皮质激素合成减少，从而导致应激能力减弱，免疫力降低，使正常的抗病能力下降。或者导致性激素合成减少，影响正常性功能，均不利于人体的健康。

参考值

成人：2.86~5.69mmol/L（110~220mg/dl）（化学法或酶法）。

异常释疑

1. 胆固醇升高：胆固醇升高容易引起动脉粥样硬化性心、脑血管疾病，如冠心病、心肌梗死、脑卒中等。可见于各种高脂蛋白血症、梗阻性黄疸、肾病综合征、甲状腺功能低下、慢性肾衰竭、糖尿病等。另外，吸烟、饮酒、紧张、血液浓缩等也都可使血液胆固醇升高。妊娠末3个月时，胆固醇可能明显升高，一般产后可恢复原有水平。

2. 胆固醇降低：可见于各种脂蛋白缺陷状态、肝硬化、恶性肿瘤、营养吸收不良、巨细胞性贫血等。女性月经期也可降低。

预防及建议

1. 降低胆固醇措施：应该减少一些含高胆固醇食物的摄取，尤其是动物内脏（心、肝、脑、脊髓）等，贝壳类如蚌、螺蛳等和软体类如墨鱼、鱿鱼等，少吃鸡皮、虾蟹类食品。蛋类每星期不超过三四个，尤其尽量少吃蛋黄，包括各种鱼卵、蟹黄等。

烹调用油应采用植物油，虽然植物油为不饱和脂肪酸，但摄入过量会导致热量增加，机体消耗不掉，同样导致肥胖、血脂升高，因此植物油应限量。此外，也必须限制糖量，最好禁止食用纯糖类食品如甜点、蛋糕或饮料。尽量少吃全脂牛奶、巧克力奶、奶油及各种乳酪，多吃脱脂奶及豆浆。

此外，对于胆固醇偏高的患者应摄入足量的维生素C，如橘子、土豆、花椰菜、草莓、番木瓜和深绿色蔬菜等。尤其多吃水果，水果含果胶，也能降低胆固醇。

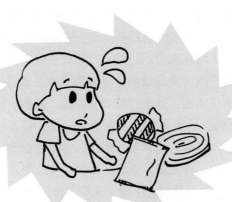

2. 老年人不应将胆固醇降得过低：许多老年人怕自己血中胆固醇高而过度限制胆固醇以及营养物质的摄入，其实这是不对的。一项有700余人参加的平均年龄89岁的调查研究发现，血中总胆固醇水平增高者与血中总胆固醇水平低者比较，前者死于肿瘤、感染的可能性明显低于后者，因此，并不是总胆固醇越低越好。胆固醇缺乏还可引起机体免疫功能下降，影响机体新陈代谢，从而导致老年人死亡危险增加。对于80岁以上高龄老人不宜将胆固醇降得太低。老年人应保持适当的胆固醇水平。

二、三酰甘油

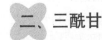

概　述

　　三酰甘油是由三分子脂肪酸与一分子甘油结合而成的。一般情况下，根据身体所需，三酰甘油会被分解，被分解后的脂肪酸便是游离脂肪酸，是一种能够迅速用于生命活动的高效热量源。血液中的三酰甘油主要通过肠道，从食物中摄取，另外，肝脏也合成三酰甘油。三酰甘油主要存在于低密度脂蛋白和极低密度脂蛋白中。维生素 A、D、E、K、性激素、肾上腺素等都与三酰甘油的代谢有关。三酰甘油与血栓形成有密切关系。三酰甘油过高导致血液黏稠度高，最终在血管壁上沉积，渐渐形成小斑块，也就是平时说的动脉粥样硬化。而血管壁上的这些块状沉积会逐渐扩大面积和厚度，使血管内径变小、血流变慢，血流变慢又加速了堵塞血管的进程，严重时血流甚至被中断。除了血流中断，阻塞物脱落还能造成血栓。血脂升高是通过促进动脉粥样硬化的形成来危害机体的，这个过程非常缓慢、隐匿，被称为"隐形杀手"。三酰甘油高的后果无论发生在哪个部位，对人体均导致严重伤害。如果在心脏，可引起冠状动脉硬化，导致心绞痛、心肌梗死或缺血性心肌病的发生；在大脑，造成脑动脉硬化，可发生脑梗死或脑出血；发生在眼底，会导致视力下降、失明；如在肾脏造成肾动脉硬化，可引起高血压和肾衰竭；发生在下肢，则出现下肢动脉硬化，造成狭窄，引起下肢供血不足或导致坏死。此外，三酰甘油高的危害还包括引发高血压、胆结石、胰腺炎；还能够加重肝炎，致使男性性功能障碍，导致老年痴呆等。研究表明，三酰甘油高的后果还包括一点，它可能导致癌症的发生。

参考值

成人：0.45~1.69mmol/L（40~150mg/dl）（化学法或酶法）。

异常释疑

1. 三酰甘油含量一般随年龄增加而升高，体重超过标准者多数偏高。我国关于《血脂异常防治建议》指出中国人合适的三酰甘油水平为小于1.7mmol/L（150mg/dl），三酰甘油升高是指三酰甘油大于1.7mmol/L（150mg/dl）。升高可分原发性三酰甘油升高和继发性三酰甘油升高。

（1）原发性高三酰甘油血症多有遗传因素，包括家族性高三酰甘油血症和家族性高脂（蛋白）血症。

（2）继发性疾病常见于：糖尿病、糖原累积症、甲状腺功能不足、肾病综合征、妊娠、口服避孕药、酗酒等。

（3）急性胰腺炎高危状态时，三酰甘油 >11.3mmol/L(1000mg/dl)。高血压、脑血管病、冠心病、糖尿病、肥胖与高脂蛋白血症常有家庭性集聚现象。单纯的高三酰甘油血症不是冠心病的独立危险因子，只有伴以高胆固醇、高低密度脂蛋白、低高密度脂蛋白时才有病理意义。

2. 三酰甘油减低较少见，一般见于以下疾病：原发者见于无脂蛋白血症和低脂蛋白血症，属于遗传性疾病；继发者见于甲状腺功能亢进、慢性肾上腺皮质功能减退、肝功能严重低下、吸收不良综合征、恶液质等症。

预防及建议

1. 单纯三酰甘油高的饮食控制：人体中的脂类大部分从食物中来，如果仅有三酰甘油含量高，而胆固醇含量正常者，饮食控制的关键点主要为控制食量，减轻体重，以达到标准体重为目标并且维持该体重水平。主食之中应搭配部分粗粮，副食品以鱼类、瘦肉、豆及豆制品、各种新鲜蔬菜、水果为主。然后要限制甜食摄入，糖类食品摄入多则三酰甘油含量更加升高。因此，白糖、红糖、糖果及含糖的食物均应尽量少吃或不吃。要禁酒，酒可以增加三酰甘油的含量。可以适当增加蛋白质，尤其是大豆蛋白质。限制摄入含胆固醇高的食物，蛋类原则上每日不超过一个。适当限制脂肪，尤其动物脂肪，烹调食物用植物油，少吃油煎食物。宜饮脱脂牛奶，不加糖。少吃花生，因其中油脂含量甚多，但可以食用核桃肉、瓜子仁、果仁等。

有助于降低三酰甘油的食物，如沙丁鱼、大马哈鱼、甜杏仁、马齿苋，还有豆类、大蒜等。一些利于降低三酰甘油、防治动脉硬化的食物：海带、紫菜、木耳、金针菇、香菇、洋葱等，也可以常吃。

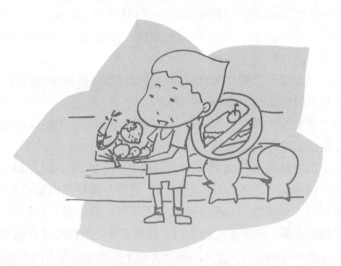

2. 适当运动减肥：控制肥胖是预防三酰甘油过高的重要措施。提倡坚持体育锻炼，如慢跑、跳绳、游泳、打太极拳、打乒乓球等，平时参加体力劳动，减少脂肪堆积。

3. 药物控制：若通过饮食及运动疗法仍不能很好地控制三酰甘油，则在医师指导下应用药物控制，同时定期监测肝功能。

4. 中药：中医认为三酰甘油升高属于"痰浊"、"血瘀"范畴。形成原因有四：一是饮食失节，恣食肥甘、膏粱厚味，醇酒癖饮；二是脾脏功能虚衰，健运失常，致使过多的膏脂进入机体而使三酰甘油升高；三是先天禀赋异常；四是七情五志过极，肝气郁结，气滞血瘀。因此，治疗上多采用健脾益气、祛痰化浊、活血化瘀、通调气血等降脂治疗。单味中药有：海藻、瓜蒌、山楂、大黄、桃仁、红花、丹参、银杏叶、葛根、三七、桑叶、菊花等。

其他还有中成药可降低血脂，如血脂康和脂必妥等，可抑制动脉粥样硬化斑块形成，抑制脂质在肝脏沉积，保护血管内皮细胞。

总之，中药调脂是一种简便快捷、行之有效的方法。在调脂中药中，有的既是药品又是食品，这为开发降脂食品创造了良好条件，如山楂、枸杞子、荷叶花、大蒜、海带、马齿苋等。

三、脂蛋白

脂肪在血液中运输依赖于蛋白的结合和运载，脂质不溶或微溶于水，必须与蛋白质结合以脂蛋白形式存在，才能在血液循环中运转。脂蛋白是血脂在血液中存在、转运及代谢的形式，检查脂蛋白不仅可以了解血脂的质与量，也能对其生物功能进行分析。人体脂蛋白大体可分为以下四类：乳糜微粒（CM）、极低密度脂蛋白、低密度脂蛋白（LDL）、高密度脂蛋白（HDL）。乳糜微粒是最大的脂蛋白，主要功能是运输外源性三酰甘油。正常空腹12小时后不应该有乳糜微粒。高密度脂蛋白是血浆脂蛋白中密度最高、体积最小的脂蛋白，主要由肝和小肠合成，它运载周围组织中的胆固醇，再转化为胆汁酸或直接通过胆汁从肠道排出，是唯一将肝脏以外组织中的胆固醇转运到肝脏清除至体外而抗动脉粥样硬化的载脂蛋白。动脉造影证明高密度脂蛋白－胆固醇含量与动脉管腔狭窄程度呈显著的负相关。所以高密度脂蛋白是一种抗动脉粥样硬化的血浆脂蛋白，是冠心病的保护因子，俗称"血管清道夫"。低密度脂蛋白是富含胆固醇的脂蛋白，主要作用是将胆固醇运送到外周血液。由于低密度脂蛋白是主要致动脉粥样硬化的微粒，氧化的或被化学修饰的低密度脂蛋白－胆固醇不能被组织利用和被肝脏清除，就会沉积到动脉管壁上形成斑块，引起动脉粥样硬化，是动脉粥样硬化的危险因素之一，被认为是致动脉粥样硬化的因子。低密度脂蛋白－胆固醇也被称为"坏胆固醇"。健康人血液循环中 2/3 的低密度脂蛋白微粒被肝脏的低密度脂蛋白受体清除，如长期摄入高脂肪和高胆固醇的食物就会抑制低密度脂蛋白受体的活性，而使低密度脂蛋白－胆固醇水平升高。人体脂蛋白代谢的任一环节的失调都可能导致高脂血症或高脂蛋白血症。

（一）高密度脂蛋白－胆固醇

概　述

高密度脂蛋白是颗粒最小的血浆脂蛋白，其载脂蛋白大多为载脂蛋白 A。在肝、肠和血液中合成，它扮演清道夫角色，它将周边组织多余的胆固醇送回肝脏，排出体外，达到抗血管硬化的目的。它还有维护血管内皮细胞功能，及保护血管免于血栓的形成。高密度脂蛋白增加，动脉壁被胆固醇囤积的机会就减少。因此，它是"好的胆固醇"。

参考值

0.9~2.9 mmol/L（匀相测定法或直接测定法）。

异常释疑

1. 高密度脂蛋白－胆固醇增高：最主要的临床价值是能够将动脉粥样硬化斑块的泡沫细胞转移至肝脏排出体外，可见于家族性高 α-脂蛋白血症，并发现此类家族中长寿者多。接受雌激素、胰岛素或某些药物（如烟酸、维生素 E、肝素等）治疗者，亦可增高，虾青素可显著提升人类高密度脂蛋白－胆固醇。

2. 高密度脂蛋白－胆固醇降低：常见于脑血管病、冠心病、高三酰甘油血症、肝功能损害如急慢性肝炎、肝硬化、肝癌、糖尿病、吸烟、缺少运动等，其降低可作为冠心病的危险指标。

预防及建议

高密度脂蛋白偏低，多由不良的生活习惯所致，因此患者要从调整生活习惯入手，做到健康合理饮食、戒烟；运动是较好地提高高密度脂蛋白的方式，因此要坚持中等程度的有氧运动，并持之以恒；多吃豆制品；少量饮红酒（一天不超过100ml）可提高高密度脂蛋白－胆固醇水平，还可抑制血小板聚集，防止其黏附血管内皮上，具有抗氧化、抑制癌细胞生长作用；减肥可改善脂代谢状态；对于糖尿病患者要控制好血糖，可明显提高高密度脂蛋白，降低胆固醇及低密度脂蛋白。必要时在医生的指导下使用药物治疗。

（二）低密度脂蛋白－胆固醇

概 述

低密度脂蛋白是由极低密度脂蛋白（VLDL）转变而来。主要功能是把胆固醇运输到全身各处细胞，运输到肝脏合成胆酸。每种脂蛋白都携带有一定的胆固醇，低密度脂蛋白是携带胆固醇最多的脂蛋白。低密度脂蛋白把胆固醇从肝脏运送到全身组织，过量时，它携带的胆固醇便积存在动脉壁上，久而久之容易引起动脉硬化，使个体处于易患冠心病的危险，因此低密度脂蛋白－胆固醇被称为"坏的胆固醇"。

参考值

2.1~3.1 mmol/L（mg/dl）（匀相测定法或直接测定法）。

异常释疑

1. 低密度脂蛋白－胆固醇增高：见于高脂蛋白血症、冠心病、肾病综合征、慢性肾衰竭、肝病和糖尿病等，也可见于神经性厌食及怀孕妇女。

2. 低密度脂蛋白－胆固醇减低：见于营养不良、慢性贫血、骨髓瘤、急性心肌梗死、创伤和严重肝病等。

1. 控制饮食量，不宜过饱，每餐八分饱为宜。

2. 少吃高脂肪食物、肥肉、动物内脏、油炸食品，宜粗细粮搭配，多用低糖类的蔬菜。

3. 严格戒烟限酒。

4. 适量运动，以消耗体内脂肪、维持正常体重。

5. 3个月至半年复查血脂。

6. 必要时可在医师指导下调脂治疗。

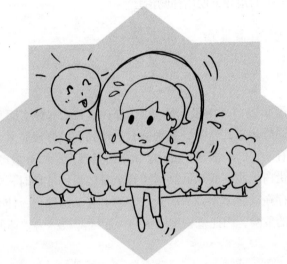

附：高脂血症

　　由于目前仍有很多人对高血脂的危险认识不足，再加高血脂本身并没有什么症状，因此，很多人是在无意中发现血脂高的。为防范于未然，当有下述情况时，如高血脂家族史、肥胖、高血压、皮肤黄色瘤或已有冠心病、脑卒中、糖尿病、肾脏疾病、长期高糖饮食，请及早检查血脂。普通人每2年检查一次血脂；40岁以上的中老年人每半年检查一次血脂；高危人群和高血脂患者需听从医生指导定期复查血脂。测定低密度脂蛋白－胆固醇和高密度脂蛋白－胆固醇比总胆固醇更有意义，低密度脂蛋白－胆固醇水平升高与心血管疾病患病率和病死率升高相关，高密度脂蛋白－胆固醇水平升高有利于防止动脉粥样硬化发生。

1.高脂血症饮食行为干预：主要包括以下五个方面。

（1）根据个人情况制定个体化方案：控制总热量的摄入，尤其肥胖者应逐渐降低体重。按照患者体重、身高及活动量计算每位患者每天所需食物的总热量，肥胖者以每周降低体重 0.5~1kg 为宜。

（2）合理分配营养素：糖类占 60%~65%，蛋白质占 14%~15%，低脂肪、低胆固醇膳食，脂肪占 15%~20% 为宜，并且以含多链不饱和脂肪酸的植物油（豆油、花生油、玉米油）为主，动物脂肪不应超过总脂量的 1/3。若三酰甘油超过 11.3mmol/L，脂肪摄入应严格限制在每日不超过 30g 或占总热量的 15% 以下。胆固醇摄入量每日控制在 200~300mg 以下为宜。避免食用高胆固醇食品。

（3）改变不良的饮食生活习惯：如改变喜食高脂、高糖、高热量食品的进食习惯；避免暴饮暴食，晚餐丰盛，多食少动，夜生活丰富，入睡前吃夜宵等不良生活习惯。每天早晨饮一杯温开水或淡盐水，每天喝 250~300ml 牛奶，每天吃 1~2 个苹果。

（4）高纤维膳食：膳食纤维可与胆汁酸结合，增加粪便中胆盐的排泄，有降低血清胆固醇浓度的作用。膳食纤维含量丰富的食物主要是粗杂粮、米糠、麦麸、干豆类、海带、蔬菜、水果等，每日摄入纤维量 35~45g 为宜。若每日食用含纤维丰富的燕麦麸 50g 即可起到良好的降脂作用。

（5）多吃有降血脂作用的食物：如大豆及其制品、燕麦、玉米、大蒜、洋葱、海带、茄子、香菇、生姜、鱼、牛奶、苹果、香蕉、橄榄油等。此外，番茄、黄瓜、胡萝卜及绿叶蔬菜等含有大量的维生素和胡萝卜素，此类物质有抗氧化作用，可阻断高血脂对内皮细胞的损害。

2.加强运动：倡导中等强度的有氧运动。通过运动以消耗能量，减轻多余脂肪，维持正常体重。对于老年人不主张晨练，特别是有高脂血症、高血压及糖尿病等心脑血管疾病危险因素的老人，因为清晨是心脑血管疾病高发的时间段，清晨的冷空气尤其容易诱发血管痉挛和血栓形成，而上午九十点钟后运动则效果较好。运动方式有步行、慢跑、打太极拳、游泳、跳绳、打乒乓球等。

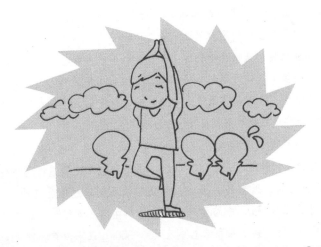

3. 药物降脂：目前调整血脂的药物很多，主要分为以下三类：①他汀类，以降低胆固醇为主，如舒降之、立普妥、普拉固等；②贝特类：以降低三酰甘油为主，如诺衡、力平脂等；③天然药物类，对降低胆固醇和三酰甘油均有效，且可以升高高密度脂蛋白－胆固醇，具有综合调节血脂的功效，且不良反应小，如降脂宁等。因为血脂增高是一个缓慢的过程，血脂的调节特别是消除血脂的不良影响也同样需要一个持续作用的过程，因此患者应根据自身的不同情况，选择降脂作用明显、不良反应小的降脂药物。

4. 中药降脂有如下几种选择：

（1）草决明：又叫决明子，味甘、苦，性微寒，主要含有植物固醇及蒽醌类物质，具有抑制血清胆固醇升高和动脉粥样硬化斑块形成的作用，降血脂效果较好，还有降压作用。用法：草决明 50g，加水适量，煎后分 2 次服用，连服 1 个月，可使胆固醇逐渐降至正常水平。老年人服用的决明茶可以明目、通便、降脂、降压。不良反应为性微寒，素体腹泻、胃寒者不宜应用。

（2）山楂：味酸、甘，性微温，含山楂酸、酒石酸、柠檬酸等物质。具有扩张血管、降低血压作用，能防止心血管疾病；同时降低胆固醇，软化血管，防止动脉硬化，增加胃液消化酶等作用，能帮助消肉食积滞。还具有强心作用，对老年心脏病有益。临床上常用山楂片，每次 2~3 片，每日 3 次，1 个月为一疗程。亦可用鲜山楂 50g，加水煎，代茶饮。

（3）何首乌：营养丰富，含有 B 族维生素、维生素 C、胡萝卜素等多种人体所需的营养物质，是药食两用的食物。能促进肠道蠕动，减少胆固醇吸收，加快胆固醇排泄，从而起到降低血脂、抗动脉粥样硬化的作用，还能扩血管，提高机体免疫力。何首乌具有补肝肾、益精血、通便泻下等功效，尤其适用于老年高脂血症兼有肝肾阴虚、大便秘结的患者。临床常用何首乌片口服，每次5片，每日3次，连用1~3个月，也可作为膳食应用，如何首乌煮鸡蛋、何首乌炒肉等。

（4）泽泻：为多年生沼泽植物的块茎，冬季采挖，经洗净、去须根及粗皮，闷润切片，晒干入药。味甘淡，性寒，具有利水渗湿、清湿热的功效。目前认为，泽泻是清除人体内血液及组织中污浊物质的良药。它能够干扰胆固醇的吸收、分解和排泄，影响体内胆固醇的代谢，加速三酰甘油的水解或抑制肝脏对其的合成，从而发挥降低血清胆固醇、三酰甘油的作用。目前国内外学者认为，泽泻是一种广谱降血脂药，对防治动脉粥样硬化和冠心病等有显著疗效。常用泽泻降脂片，每次3片，每日3次，2~3个月为一疗程。

（5）蒲黄：味甘性平，具有降低血脂和抗动脉硬化的作用，该作用与蒲黄抑制肠道吸收外源性胆固醇、增加粪便排泄胆固醇相关外，还与影响体内胆固醇代谢有关。但只有生蒲黄有此作用，蒲黄油及残渣无此药效。临床上所用片剂或冲剂，每日量相当于生蒲黄30g，1~2个月为一疗程，有显著的降低胆固醇作用。

（6）大黄：味苦性寒，含大黄素、大黄酸、大黄酚等物质，具有降低血压和胆固醇等作用。临床治疗高脂血症时可口服大黄粉每次0.5g，每日2次，1个月为一疗程，可以降低胆固醇，对降低三酰甘油也有一定的作用。生大黄苦寒之品，具有攻积通便、活血化瘀作用。因此，特别适用于实证及大便干结的高脂血症患者。

（闫国良　李越华）

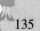

第12章

病　毒

　　病毒感染在人类中是非常普遍的，我们每个人一生中几乎都会得几次感冒，而绝大部分感冒都是由病毒感染引起的，所以说我们每个人都会感染病毒。本章主要讨论呼吸道合胞病毒、巨细胞病毒、EB病毒、单纯疱疹病毒四种常见病毒的检测及临床意义。

 一、呼吸道合胞病毒

 概　述

　　呼吸道合胞病毒（RSV）是一种 RNA 病毒，属副黏病毒科。该病毒经空气飞沫和密切接触传播。多见于新生儿和 6 个月以内的婴儿，成人也有感染。潜伏期 2~7 日。人体感染呼吸道合胞病毒后会先后产生 IgM 和 IgG 两种抗体。

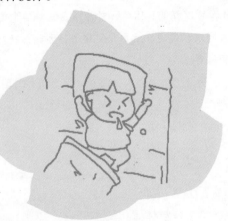

参考值

抗呼吸道合胞病毒 IgM 抗体：阴性；

抗呼吸道合胞病毒 IgG 抗体：阴性。

异常释疑

呼吸道合胞病毒是引起小儿病毒性肺炎最常见的病原体，可引起上呼吸道上皮坏死性炎症，可致哺乳期婴儿和小儿严重毛细支气管炎及肺炎。IgM 抗体阳性提示急性期，IgG 抗体阳性提示处于恢复期或既往感染。

二、巨细胞病毒

概述

巨细胞病毒（CMV）亦称巨细胞包涵体病毒，是人类病毒性疾病的常见病原体之一。巨细胞病毒是一种疱疹病毒组 DNA 病毒。人类对巨细胞病毒普遍易感，初次感染多在 2 岁以下，常呈隐性感染，但可长期带毒成为潜伏感染。病毒主要潜伏在唾液腺、肾脏、乳腺、白细胞及其他腺体处，且可长期或间歇性从各种分泌液中排出。巨细胞病毒可通过多种途径传播，如性接触、输血、器官移植等。密切接触的人群，免疫力低下或经免疫抑制剂治疗的患者巨细胞病毒感染率较高，妊娠妇女感染巨细胞病毒可通过胎盘感染胎儿，引起胎儿先天性畸形，重者可导致流产或死胎。通过产道或母乳感染的新生儿，一般无临床症状或症状较轻。是否存在巨细胞病毒感染是通过检测血液中抗巨细胞病毒 IgM 抗体和抗巨细胞病毒 IgG 抗体来诊断。

参考值

抗巨细胞病毒 IgM 抗体（抗 CMV-IgM）：阴性；

抗巨细胞病毒 IgG 抗体（抗 CMV-IgG）：阴性。

血清中抗 CMV-IgM 抗体阳性有助于对急性或活动性 CMV 感染的诊断，以及对移植器官供体和献血员的筛选。脐带血查出抗 CMV-IgM 抗体说明胎儿宫内感染，若同时检测抗 CMV-IgA 抗体可提高诊断的准确性。抗 CMV-IgG 抗体阳性对诊断既往感染和流行病学调查有意义。由于技术上的原因和生物学上的交叉反应，对阳性结果的意义应结合临床综合分析，尤其是孕妇，不应仅将 CMV-IgM 抗体阳性作为终止妊娠的依据。

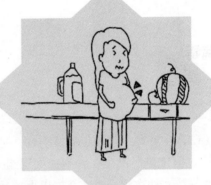

三、EB 病毒

概　述

EB 病毒（EBV）是疱疹病毒科嗜淋巴细胞病毒属的成员，基因组为 DNA。EB 病毒具有在体内外专一性地感染人类及某些灵长类 B 细胞的生物学特性。人是 EB 病毒感染的宿主，主要通过唾液传播。无症状感染多发生在幼儿，3~5 岁幼儿 90% 以上曾感染 EB 病毒。EB 病毒是传染性单核细胞增多症的病原体，更为重要的是，EB 病毒与鼻咽癌、儿童淋巴瘤的发生有密切相关性，被列为可能致癌的人类肿瘤病毒之一。目前所测 EB 病毒抗体，主要有针对病毒的衣壳抗原（CA）、早期抗原（EA）和核抗原（EBNA）。

抗 EB 病毒抗体：阴性。

阳性用于 EB 病毒感染的诊断。EB 病毒感染与传染性单核细胞增多症、Burkitt 淋巴瘤、鼻咽癌、霍奇金病、器官移植后 B 细胞淋巴瘤、艾滋病相关淋巴瘤等密切相关。抗 EBV-CA 的 IgG 抗体阳性提示 EB 病毒感染，滴度升高 2 倍以上，同时抗 EB-NA 抗体阴性，提示处于感染早期，抗 EBV-CA 的 IgM 抗体和 EBV-EA 抗体可出现于初次感染，抗 EBV-NA 抗体的出现提示感染后期。

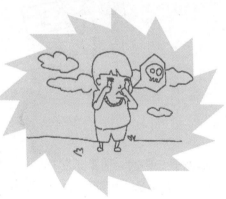

病毒

139

四、单纯疱疹病毒

概述

单纯疱疹病毒（HSV）属单纯疱疹病毒属，是 DNA 病毒。呈球形，完整病毒由核心、衣壳、被膜及囊膜组成。HSV 有两个血清型，即单纯疱疹病毒 Ⅰ 型和单纯疱疹病毒 Ⅱ 型。HSV 常存在于感染者唾液中，主要通过分泌物、直接密切接触以及性接触而传播，器官移植、输血或血液制品也可传播。临床也是分别检测这两种病毒的 IgM 和 IgG 抗体。

参考值

抗单纯疱疹病毒 IgM 抗体 Ⅰ 型 : 阴性 ;

抗单纯疱疹病毒 IgG 抗体 Ⅰ 型 : 阴性 ;

抗单纯疱疹病毒 IgM 抗体 Ⅱ 型 : 阴性 ;

抗单纯疱疹病毒 IgG 抗体 Ⅱ 型 : 阴性。

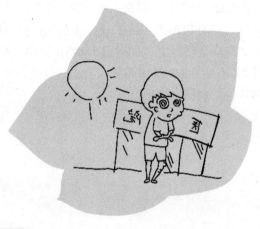

异常释疑

人群中 HSV 感染十分普遍，通常是隐性感染，但也可能是全身性严重感染。HSV–Ⅰ 主要引起生殖器以外的皮肤、黏膜和器官的感染，也可引起原发性生殖器疱疹。HSV–Ⅱ 则主要引起生殖器疱疹，也与子宫颈癌发生有关。HSV 可通过胎盘感染胎儿，导致胎儿畸形、流产等。孕妇生殖道疱疹可于分娩时传染胎儿，引起新生儿疱疹。抗 HSV–IgM 抗体阳性提示有近期感染，但应根据临床综合分析，怀孕妇女不能仅以抗 HSV–IgM 阳性作为终止妊娠的依据。很多人血清中抗 HSV–IgG 抗体阳性，且其滴度不随疾病复发而升高，故无重要的临床意义。

预防及建议

病毒的种类非常多，除了上述四种病毒以外，临床上经常见到的还有流感病毒、麻疹病毒、风疹病毒、冠状病毒、轮状病毒、诺如病毒、肝炎病毒、乙脑病毒、狂犬病病毒、艾滋病病毒等上百种病毒。但这些病毒目前并不作为常规检测的内容，只是在临床上考虑可能是某种病毒感染时，才做相关的检测。

病毒性感染可以表现为显性感染和隐性感染。所谓显性感染是指人体感染病毒后出现症状，而隐性感染则不出现症状。病毒感染多数呈隐性感染，正因为没有症状，人们常常是通过病毒特异性抗体检测阳性才发现曾感染过某种病毒。显性病毒感染则多表现为急性感染，发病急、病程短，多在1~2周内自愈，少数表现为潜伏性感染（如疱疹病毒感染等）和慢性感染（如乙型肝炎病毒感染等）。

病毒性感染因所感染病毒种类的不同，其病情和预后也有很大差异，多数病毒感染能够自愈，少数严重感染者则会导致死亡。如呼吸道合胞病毒、流感病毒等所导致的上呼吸道感染，往往1~2周就能自愈，乙肝病毒感染的病程则多呈现为慢性持续性，而狂犬病病毒、艾滋病病毒的感染多致人死亡。少数病毒如巨细胞病毒、风疹病毒、单纯疱疹病毒等可通过胎盘感染胎儿，造成先天性感染，引起死胎、流产、早产及先天性畸形。有些病毒感染则与肿瘤的发生有密切的关系，如EB病毒感染与Burkitts淋巴瘤、霍奇金病以及鼻咽癌的发生有关，乙肝病毒感染与原发性肝癌的发生有关，人乳头状瘤病毒感染与子宫颈癌的发生有关等。

病毒侵入人体主要通过以下五种途径：①呼吸道：含有病毒的空气飞沫由口、鼻吸入呼吸道。通过这种途径传播的有呼吸道合胞病毒、流感病毒、麻疹病毒等。②消化道：含有病毒的粪便通过污染的水、食物、用具、手和苍蝇传播，由口进入消化道。通过这种途径传播的有轮状病毒、诺如病毒、甲肝病毒等。③皮肤：病毒通过皮肤外伤、注射处、节肢动物叮咬伤口和动物咬伤创口等进入人体。通过这种途径传播的如狂犬病毒、人类免疫缺陷病毒（HIV）、虫传病毒（如登革热病毒、汉坦病毒、西尼罗病毒）等。④眼、口和泌尿生殖道：含有病毒的分泌物直接接触这些部位（如阴道性交、手－生殖器－口接触等）从而引起感染。通过这些途径感染的病毒有单纯疱疹病毒、腺病毒、人类免疫缺陷病毒（HIV）等。⑤胎盘：病毒经母体通过胎盘感染胎儿。

如巨细胞病毒、风疹病毒、单纯疱疹病毒、乙肝病毒、人类免疫缺陷病毒等。须注意的是，一种病毒并非只有一种传播途径，而往往是具有多种不同的传播方式。

了解病毒的传播途径有助于我们采取相应的措施以预防病毒感染的发生。首先应该对传染源进行隔离。例如，对SARS、甲型肝炎等具有很强传染性的病毒感染患者采取严格的隔离措施；轻症流感患者可以在家进行隔离。其次是切断传播途径。佩戴口罩、勤洗手、讲究饮食卫生，不吃生食，注意环境卫生，杀灭蚊虫、避免不洁性接触、注重产前检查等措施可以有效减少病毒感染的机会。

除了隔离传染源、切断传播途径以外，免疫接种也是一项十分重要且有效的预防病毒感染的措施。因为人类对于病毒普遍易感，而相对于成人来说，儿童更容易发生病毒感染，所以对儿童进行预防接种具有非常重要的意义。目前接种的病毒疫苗有两种，一种是接种减毒活病毒疫苗（脊髓灰质炎疫苗、牛痘疫苗和麻疹疫苗等），另一种是灭活病毒疫苗（流感疫苗、狂犬疫苗等）。尤其是减毒活病毒疫苗的应用，常能获得持久、有效的预防效果，而灭活病毒疫苗则必须经常追加接种，以强化免疫。

在中华民族数千年的文明史上，中医中药在病毒性感染的防治上作出了巨大贡献。即使在当代，西医对于病毒感染的治疗仍有很大的局限，中医药防治病毒感染仍被大量采用。

《黄帝内经》上说："正气存内，邪不可干""邪之所凑，其气必虚"。病毒感染可以使人体的免疫力下降；同样，人体免疫功能低下也会使感染病毒的几率大大增加。因此，提高人体的免疫功能可以减少病毒感染的发生。

中医学认为免疫功能低下多是卫气不固、气血亏虚所致，卫表不固则外邪容易侵犯人体，因此可以用益气固表的方法来预防外邪的入侵。现代药理研究也证实一些益气养血的中药如党参、黄芪、山药、熟地黄等具有提高人体免疫力的功效，四君子汤、玉屏风散等经典名方也同样具有类似的功效。熏艾是中医学里一种古老的方法，具有促进血液循环、温经散寒、祛风通络的作用，而在房间熏艾，则能达到消毒、净化空气的作用。

　　我国拥有丰富的中药资源，其中具有抗病毒作用的中药就达上百种。临床上常用的有：金银花、连翘、蒲公英、柴胡、藿香、板蓝根、黄连、黄芩、黄柏、蚤休、虎杖、大青叶、鱼腥草、贯众、败酱草、苦参、牛黄、夏枯草、麻黄、桂枝、葛根、甘草、艾叶等。治疗病毒性感染的中成药在临床上应用也极为普遍。如午时茶、川芎茶调散治疗风寒感冒，藿香正气片（丸、软胶囊）治疗感冒及肠道病毒引起的腹泻，防风通圣丸治疗感冒及单纯疱疹，板蓝根冲剂（颗粒剂）治疗风热感冒、腮腺炎、肝炎、麻疹等病毒感染，纯阳正气丸可治疗暑天感冒，小柴胡冲剂、正柴胡饮冲剂等可治疗流行性感冒，鱼腥草注射液治疗流行性感冒、单纯疱疹、病毒性心肌炎等。病毒和细菌合并感染临床上较为多见，尤其是上呼吸道感染，可选用感冒退热冲剂、银翘片、牛黄解毒片、双黄连口服液等。

　　　　　　　　　　　　　　　　　（张珏　张涛）

病
毒

第13章

过敏原及食物不耐受检测

过敏，是每个人日常生活中都可能发生的事情，简单地说就是对某种物质的过度敏感。当你吸入、吃下或接触到某种物质的时候，身体会产生过度的反应，导致这种反应的物质就是所谓的"过敏原"。原来我们身体的免疫系统是"人体的卫士"，在正常的情况下，身体会产生抗体，通过免疫反应来保护身体免遭细菌、病毒等外界物质的侵袭。但过敏者的身体却会将正常无害的物质误认为是有害的东西，产生抗体，这种物质就成为一种"过敏原"。这种过度的免疫保护反应所引起的疾病就是过敏性疾病。将容易发生过敏反应和过敏性疾病而又找不到发病原因的人，称为"过敏体质"。

近年来，随着工业化进程的加快，大气污染的日益加剧，日常生活中使用的化学产品日益增多。人体内的免疫系统变得异常敏感，对原来没有过敏反应的物质（比如食物颗粒、花粉颗粒等）也开始有了强大的防御作用。于是，原来低过敏体质的人变成高过敏体质，不是过敏体质的人也变成了过敏体质。有报道称，全球范围内过敏性疾病的发病率已上升至30%左右，并且逐年增长，尤其在城市中更加明显。过敏性疾病已被世界卫生组织确定为21世纪流行病之一。

一、过敏原

概　述

过敏原又称为变应原、过敏物、致敏原、致敏物。严格地说，过敏原是一种能促进在特应性个体发生Ⅰ型速发型过敏反应的由IgE介导的非寄生抗原。其共同的特点是：接触过敏原一定时间后，机体致敏。致敏期的时间可长可短，这段时间内没有临床症状。当再次接触过敏原后，方可发生过敏反应。反复接触后，症状一般会逐渐加重。引起过敏反应的抗原物质常见的有 2000~3000 种。主要有以下两类：

1.通过呼吸引起过敏的抗原性物质——吸入性过敏源：如花粉、柳絮、粉尘、虫螨、冷空气、动物皮屑、油烟、各种香料、汽车尾气、煤气、香烟等。

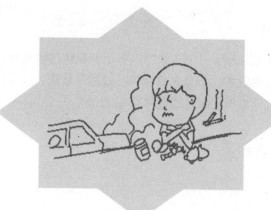

145

2.通过饮食引起过敏的抗原性物质——食入性过敏源：如海鲜、鱼虾、异体蛋白质、奶制品、豆制品、鸡鸭、牛羊肉、大米、面粉、香油、香椿、葱、姜、蒜、动物脂肪、酒精以及桃子、梨等各种水果、干果、蔬菜、蜜饯等。

3.部分抗菌类制剂、消炎药、解热镇痛药等。

通常采用免疫印记法检测，通过对患者血清或血浆中的过敏原（总 IgE、总 IgG、特异性 IgE 等）进行定性和定量检测，从而快速、准确、无痛筛查出过敏原。

参考值

常见检测的过敏原有：尘螨、屋尘、桑树、猫毛皮屑、狗毛皮屑、蟑螂、苋菜、鸡蛋白、牛奶、虾、牛肉、贝类、蟹、芒果、腰果、菠萝、点青霉、分枝孢霉、烟曲霉、交链孢霉、黑曲霉、矮豚草蒿葎草、柏榆杨柳梧桐等。

根据过敏程度分级：0~6 级（1 级以上为阳性）

0 级：阴性（0~0.34 IU/ml）；1 级：低 (0.35~0.69 IU/ml)；2 级：增加 (0.70~3.49 IU/ml)；3 级：显著增加 (3.5~17.49 IU/ml)；4 级：高 (17.5~49.9 IU/ml)；5 级：较高 (50.0~100.0 IU/ml)；6 级：极高 (>100.0 IU/ml)。

总 IgE：阴性（0~49IU/ml）；较高（50~100 IU/ml）；极高（>100 IU/ml）。

异常释疑

某类过敏原阳性并伴总 IgE 增高可引起机体过敏反应，常在接触过敏原 2 小时内发病，如急性荨麻疹、过敏性紫癜、过敏性哮喘、支气管哮喘、过敏性鼻炎、过敏性休克等。

二、食物不耐受

概　述

食物不耐受指的是一种复杂的变态反应性疾病，人的免疫系统把进入人体内的一种或多种食物当成有害物质，从而针对这些物质产生过度的保护性免疫反应，产生食物特异性 IgG 抗体，IgG 抗体与食物颗粒形成免疫复合物（Ⅲ型变态反应），可引起所有组织（包括血管）发生炎症反应，并表现为全身各系统的症状与疾病。食物不耐受检测就是运用酶联法检测血清中食物特异性 IgG，筛查可引起不耐受的食物。

参考值

常见检测的食物有：鸡肉、鳕鱼、玉米、蛋清、蛋黄、蘑菇、猪肉、大米、大豆、番茄、小麦、牛奶、蟹、虾、牛肉等。

根据不耐受程度分成：阴性（0~49 IU/ml）；+：轻度敏感（50~99 IU/ml）；++：中度敏感（100~199IU/ml）；+++：高度敏感（>200IU/ml）。

对食物不耐受／敏感的患者一般在进食该食物数小时到数天出现症状，但不同的人对于同一种食物不耐受可能出现极不相同的症状，几乎所有的系统疾病都可能与食物的不耐受有关。多数表现为胃肠道症状和皮肤反应，其中有慢性腹泻、腹痛、溃疡、消化不良等症状，有些人皮肤会出现皮疹、红斑、皮肤瘙痒、偏头痛、失眠等症状。

过敏原及食物不耐受检测

147

预防及建议

过敏的现象千奇百怪，可以发生在不同的脏器或部位。发生在上呼吸道可引起过敏性鼻炎，发生在支气管可引起哮喘，发生在皮肤可引起荨麻疹、湿疹或皮炎，发生在眼睛则引起过敏性结膜炎，发生在消化道则引起过敏性肠炎，发生在血液系统则可引起过敏性紫癜，发生在咽喉部则可诱发喉头水肿，严重者可以发生过敏性休克。一旦发生过敏，会给患者带来各种不适，有时甚至迁延不愈，反反复复，给人们的生活带来了困扰，影响了生活质量，严重时还会危及患者生命，需要紧急救治。

可以引起过敏的原因很多，主要有以下几类：

1. 药物：如青霉素、磺胺类药物、疫苗等，都可能引发过敏。

2. 食物：常见的是海鲜、芒果、果仁类食物会引起过敏。如鱼、虾、奶、水果等。

3. 化妆品：劣质、变质的化妆品，刺激性较强的化妆品和某些药物化妆品。最典型的化妆品过敏是香精过敏，而收敛水等含有酒精成分的化妆品也会对肌肤产生一定的刺激。其他如生化防腐剂、果酸等等都会对不同的肌肤造成不同的刺激。

4. 化学制品：蚊香、塑料、橡胶、染料、油漆、香精、酒精等，有人甚至对化纤衣服也易过敏。有些染发精、冷烫精、洗发、护发品等易引起某些人的皮肤过敏，甚至引起角膜发炎。

5. 灰尘：灰尘过敏包括棉纤、皮毛以及各种纤维，动物皮毛等。

6. 宠物：敏感性肌肤很容易因家养宠物的皮毛等而产生过敏现象。这种因宠物而过敏的原因主要是由于猫、狗等身上的油脂腺所分泌出的蛋白质，当宠物舔毛的时候，这些蛋白质就沾到了皮毛上，而后散落到空气中，又附着在人的皮肤上所引起。

7. 季节变换：由于种种环境因素，空气中散布的细菌孢子和花粉等致敏物质便会大量释放出几乎遍布人体所有组织的化合物——组胺，引起面部皮肤过敏。

8. 温度变化：温度忽冷忽热，使敏感人群面部发红、发烫。

9. 金属：金、银、铜、铁等。

10. 紫外线：紫外线照射导致面部皮肤过敏。

11. 真菌：真菌可引起呼吸道的过敏症状。

对于过敏体质的人及时进行过敏原的检测有助于患者确定过敏物质，尽量避免接触过敏原，预防过敏发生。建议有以下情况尽早做过敏原检测：持续或间歇出现呕吐、腹泻、肠绞痛和生长迟缓等胃肠道症状，无其他已知原因，尤其与其他的过敏症状同时出现；持续特应性皮炎，急性荨麻疹或血管性水肿，持续达到或超过6周的慢性荨麻疹；反复长时间咳嗽、喘息、呼吸困难，或经常患肺炎而没有其他明确原因；反复鼻炎，结膜炎且治疗无效，或同时伴有哮喘；昆虫叮咬后有严重的全身反应。

由于过敏原在自然界中普遍存在、种类繁多，不少患者同时对多种物质过敏，过敏原检测只是检测其中常见的过敏原，要预防过敏发生还需要患者做生活的有心人，仔细观察过敏发生与哪些特定物质或环境有关，了解自己的过敏原，避免过敏发生。

过敏性疾病主要是由"外在过敏原和内在过敏体质"两方面的原因引起的。因此，预防过敏发生也要从避免过敏原，消除致敏因素和调整过敏体质两方面着手。

（一）避免过敏原，消除致敏因素

尽量查明对哪些物质过敏，避免或减少与该物质接触，同时，避免接触烟、颜料、灰尘、浓烈的香水等其他可能诱发或加重过敏症状的因素。

如果对药物过敏，应避免使用过敏药物，停用一切可疑致病药物，包括一些和可疑致病药物结构类似的药物。此外，要多饮水，促进药物排泄；早期足量抗过敏治疗。

如果对食物过敏，则应尽量避免服食鱼、虾、蟹、蛋、牛奶等高蛋白质饮食，以及可能诱发或加重病情的因素，如海鲜类食物、辛辣调味品等。

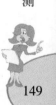

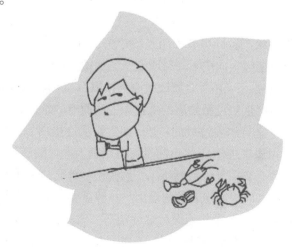

如果对室内尘土过敏，则应尽量保持室内清洁，避免或减少家庭用品聚积灰尘。避免使用地毯及容易积聚灰尘的家具，避免用棉花、羽毛等充填玩具。尽量移开或减少室内植物，如果是人造花卉，应注意保持清洁。床单、被褥和枕头应经常洗晒。

如果对真菌过敏，则应避开潮湿的房间，如地下室等；室内尘土含有大量真菌，可采取一些防尘措施；避开霉菌易于滋生的地方，如树叶堆、树干近地端、阴暗处或草木茂盛的地方等。

如果对宠物过敏，则禁止在家中养宠物或者禁止宠物进入卧室，经常使用真空吸尘器除尘。避免接触动物毛制品如地毯、织物等。在室外也要避免接触动物，如对马毛过敏者应禁止骑马。

如果对花粉过敏，则可尽量避免接触花粉。关闭卧室的窗子可有效防止刮风时将花粉带入室内。可将晾晒床单被褥的时间安排在清晨，此时空气中花粉含量最低。在燥热天气下，当空气中含有大量花粉的时候，应紧闭门窗，患者尽量留在室内。出门时戴上口罩也是很好的预防办法。

如果对化妆品过敏，应尽量不选用气味芳香，含酒精、果酸的化妆品，尽量选用标注敏感肌肤适用的化妆品。

（二）调整过敏体质

1.脱敏疗法

对某些症状严重的患者采用脱敏疗法，有皮下和舌下含服两种。皮下脱敏治疗是医生向皮下注射改变了的致敏原和乳类、花粉等物质制成的抗原浸液，并逐渐增加致敏原的浓度，以调整人体免疫系统，使过敏者体内产生对过敏物质的抵抗力，从而有效地防止过敏。舌下含服脱敏治疗是将诱发过敏的物质（如尘螨活性蛋白）制成不同浓度的脱敏液，用患者能适应的小剂量每日给药（将脱敏滴剂滴于舌下，使其慢慢吸收，1~3分钟后咽下），逐渐增大剂量，达到维持水平后持续足够时间，以提高患者的耐受力。一般需要3~6个月起效，要维持长期疗效，应该在症状消失后继续用药一段时间，一般建议2年，疗效可持续多年，甚至终身。

2.生活起居需调适

生活有规律，睡眠要充足；坚持适宜的体育锻炼；饮食清淡、均衡，粗细粮搭配适当，荤素配置合理，摄取足够的维生素和矿物质，不吃或少吃油腻食物、甜食或甜饮料、辣椒或胡椒等辛辣刺激食品；尽量避免食用海鱼、海虾、河蟹等含大量异体蛋白质的食物；禁食生冷食品。

3.伏九穴位敷贴法

中医根据天人相应的原理，在季节转换的节点——夏季三伏以及冬季三九，择时外治。即将渗透性强的特定药物贴敷患者体表的特定穴位，辅以离子导入法，使药物沿"腧穴→经络→脏腑"途径渗透并放大药效。通过冬夏有序的治疗，顺势调整患者自身的阴阳，调整肺、脾、肾等脏腑功能，调节"神经—内分泌—免疫系统"轴，扶助正气、抗御病邪、抑制机体过敏状态。

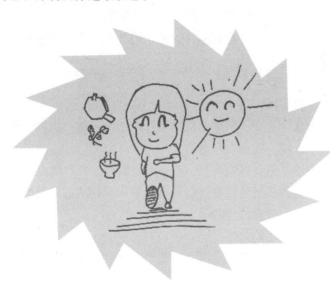

4.中药调节内治法

过敏体质可以通过中药内治加以调节。平时可以吃一些益气固表的食物，如人参、防风、黄芪、山药、太子参等。

对吸入性过敏原敏感的患者，大多肺卫气虚，治疗以补益肺卫为主，常用党参、太子参、白术、茯苓等；对食物性过敏原敏感的患者，大多脾虚湿盛，治疗以健脾化湿为主，常用陈皮、半夏、茯苓、砂仁、藿香、鸡内金等；过敏性紫癜的患者，大多血热瘀阻，治疗中要使用川楝子、香附、赤芍等行气活血药；病程较久的患者，常合并肾气不足，治疗时健脾补肾，常用黄芪、熟地黄、山药、山萸肉等。

5.改善过敏体质食疗方

食用一些富含硒类的食物，如富硒大米、紫苏籽、绿茶、葡萄、乳酸菌（纯片剂）等，这些对于改善遗传性过敏体质有一定的帮助。

推荐食疗方：

（1）三黑汁

原料：黑芝麻9克，黑枣9克，黑豆30克。

制作方法：首先将上述三种材料放进锅中，隔水蒸熟。然后把蒸熟的材料放入榨汁机中打汁，最后去渣即可。

食用方法：只喝汁液，每日一剂，可常服。

功用：这款粗粮汁能够温肾健脾，增加免疫力，对过敏体质有缓解的作用。

（2）糖醋姜汤

原料：醋半碗，生姜50克，红糖100克。

制作方法：首先，将生姜洗净切片。把姜片放入锅内，然后加入适量的醋及红糖，用小火煮沸。

食用方法：直到红糖溶化，即可去渣服用，可常服。

功用：这款姜汤可以有效缓解食鱼蟹等食物引起的荨麻疹，还具有散瘀、解毒、健脾的功能。

（3）葱白红枣鸡肉粥

原料：粳米100克，红枣10枚，鸡肉100克，姜片、葱末、香菜各适量。

制作方法：首先将鸡洗净，切成肉块状，和姜片一同放入锅中，加入适量水，用大火煮沸。然后放入粳米、红枣，用中火继续煮。等到鸡肉、米烂熟，加入葱白、香菜末即可食用。

功用：这款粥当中加入了红枣，红枣有补血益气，增强身体抵抗力，养血消风的功效，对过敏肤质非常有益。

（4）辛夷花蛋

原料：辛夷花 12 克，鸡蛋两个。

制作方法：首先在锅中加入适量的水，将辛夷花和鸡蛋一同放入煮。等鸡蛋熟了之后，去掉外壳，再继续煮片刻，让汁液深入鸡蛋。

食用方法：最后捞出鸡蛋来吃，并饮汤。

功用：这款食疗方有治疗风寒头痛、鼻塞、慢性鼻炎的功效，可以祛风通窍、止痛，改善过敏体质。

（谢芳　张珏　周伟）

第 **14** 章

肿瘤标志物

肿瘤标志物是反映肿瘤存在的化学类物质，存在于血液、细胞、组织或体液中，其达到一定水平能提示某些肿瘤的存在。它们或不存在于正常成人组织而仅见于胚胎组织，或在肿瘤组织中的含量大大超过在正常组织的含量，它们的存在或量变可以提示肿瘤的性质，借以了解肿瘤的组织发生、细胞分化、细胞功能，对肿瘤的诊断、鉴别诊断、疗效观察，以及预后评价具有一定的价值。肿瘤标志物在临床上常用于疗效监测，能明确手术、放疗或药物治疗是否有效；亦用于分期，大多数肿瘤标志物与疾病分期有关，且浓度与肿瘤大小或分期之间通常存在着关联；用于预后判定，肿瘤标志物的浓度增加或降低与疾病的预后密切相关。

检 验 报 告 单   检查编号：

申请单号：
姓名：
性别：
年龄：
病历号：
科别：
床号：
标本种类：
送检日期：
采样日期：
注：H– 偏高，
　　L– 偏低
临床诊断：

编号	项　目	结果	参考值	编号	项 目	结果	参考值
AFP	甲胎蛋白		0~25μg/L				
CEA	癌胚抗原		< 5μg/L				
CA125	糖类抗原125		< 35μg/L				
CA724	糖类抗原724		< 6U/ml				
NSE	神经元特异性烯化醇酶		< 12.5μg/L				
SCCAg	鳞状上皮癌相关抗原		< 1.5μg/L				
PAP	前列腺酸性磷酸酶		< 2μg /L（酶联免疫法）< 3μg /L（放射免疫法）				
FPSA	游离前列腺特异性抗原		< 0.8mg/ml				
CYFRA 211	细胞角质素片段抗原211		< 3.3μg /L				

送检　　　检验　　　报告
医师　　　日期　　　日期　　　检验师　　　核对者

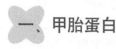

一、甲胎蛋白

概述

　　甲胎蛋白（AFP）是一种单链糖蛋白，是胎儿时期产生的蛋白，分为许多类型，诊断肝癌的是甲类，所以称为甲胎蛋白。甲胎蛋白由卵黄囊及胚胎肝脏产生，在胎儿 13 周时甲胎蛋白占血浆蛋白总量的 1/3。在妊娠 30 周达最高峰，以后逐渐下降，出生时血浆中浓度为高峰期的 1% 左右，约 40mg/L，在周岁时接近成人水平（低于 $30\mu mg/L$）。成人肝细胞损害后再生，血中可出现微量甲胎蛋白，但用一般方法不容易检测出来。在肝细胞发生癌变时，其可重新具备产生甲胎蛋白的能力，故甲胎蛋白的检测可用于恶性疾病的筛查及产前检测。甲胎蛋白是原发性肝癌的最灵敏、最特异的肿瘤标志物，血清甲胎蛋白测定结果大于 $500\mu g/L$ 以上，或含量有不断增高者，更应高度警惕。在成人，甲胎蛋白可以在大约 80% 的肝癌患者血清中升高，在生殖细胞肿瘤中出现甲胎蛋白的阳性率为 50%。其他肿瘤如胰腺癌或肺癌，以及肝硬化等患者亦可出现不同程度的升高。但当肝细胞发生癌变时，却又恢复了产生这种蛋白质的功能，而且随着病情恶化它在血清中的含量会急剧增加，甲胎蛋白就成了诊断原发性肝癌的一个特异性临床指标。

155

参考值

　　定量：$\leq 25\mu g/L$（酶联免疫法）；$0\sim25\mu g/L$（放射免疫法，是最常用的定量试验），若超过 $25\mu g/L$ 为阳性，若在 $25\sim400\ \mu g/L$ 为低浓度阳性，超过 $400\mu g/L$ 即为高浓度阳性。

　　定性：阴性。

异常释疑

　　用于原发性肝癌以及生殖系统肿瘤的鉴别诊断。原发性肝癌有 80% 病人血清中甲胎蛋白升高。其他消化道肿瘤，如胃癌、胰腺癌、结肠癌、胆管细胞癌等，也可引起甲胎蛋白升高，但肝转移癌时却极少增高。

1. 见于原发性肝癌、其他部位肿瘤肝转移、病毒性肝炎、肝硬化等。由病毒性肝炎引起的甲胎蛋白升高见于肝细胞大量再生期，可随肝功能好转而下降。故如遇上肝功能不正常而甲胎蛋白阳性者，应在2~4周复查甲胎蛋白，如肝功能好转而甲胎蛋白持续阳性者，则应高度怀疑肝癌。急性肝炎、肝硬化者大多甲胎蛋白< 400μg/L；60% 的肝细胞癌、睾丸癌、非精原细胞的生殖细胞癌患者甲胎蛋白> 1000μg/L。

值得提醒的是，如检查结果为阴性，除如前所述为未患有原发性肝癌外，还有可能为假阴性。有研究报告指出，甲胎蛋白检测存在20%~30% 的阴性反应。这是因为肝癌的其中一种即原发性胆管性肝癌无肝细胞向多能状态分化，故呈阴性反应。此外，还有少数肝细胞性原发性肝癌存在无甲胎蛋白分泌型。故甲胎蛋白检测结果阴性并不能完全排除肝癌，对这部分患者，还必须依靠询问病史、体格检查以及其他检查确诊。

2. 还可见于胃癌、胰腺癌、结肠癌、胆道细胞癌、肺癌、畸胎瘤、卵巢癌、睾丸肿瘤、胆结石、多发性骨髓瘤、共济失调、毛细血管扩张症和先天性酪氨酸病等。偶见于妊娠妇女。

3. 孕妇血清甲胎蛋白异常升高，应考虑胎儿脊柱裂、无脑儿、脑积水、肾变性、胎儿宫内窒息、畸胎瘤、先兆流产等。

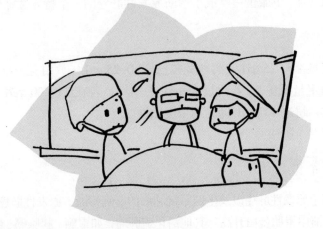

二、癌胚抗原

概述

癌胚抗原 (CEA) 是由 Gold 和 Freedmen 于 1965 年从结肠癌患者血清和胎儿肠组织中发现的，故名癌胚抗原，是一种具有人类胚胎抗原特性的酸性糖蛋白，存在于内胚层细胞分化而来的癌症细胞表面，是细胞膜的结构蛋白。胚胎期主要存在于胎儿的胃肠管、胰腺和肝脏，出生后组织内含量很低。胃肠道恶性肿瘤时可见血清癌胚抗原升高，在乳腺癌、肺癌及其他恶性肿瘤的血清中也有升高。因此，癌胚抗原是一种广谱肿瘤标志物，虽然不能作为诊断某种恶性肿瘤的特异性指标，但在恶性肿瘤的鉴别诊断、病情监测、疗效评价等方面，仍有重要临床价值。正常癌胚抗原分泌入胃肠道，而失去极性的癌细胞分泌癌胚抗原则进入血液和淋巴液，故血中增高。

参考值

< 5μg/L（酶联免疫法）。

异常释疑

1. 主要见于结肠直肠癌、胰腺癌、胃癌、肝癌、肺癌、乳腺癌、卵巢癌、子宫及子宫颈癌、泌尿系肿瘤、甲状腺髓样癌等，其他恶性肿瘤也有不同程度的阳性率。

2. 也见于肠道憩室炎、直肠息肉、结肠炎、胰腺炎、肝硬化、肝炎、肺部疾病、妊娠期、心血管疾病、糖尿病和正常人吸烟者，但阳性的百分率较低。一般小于 20μg/L。所以癌胚抗原不是恶性肿瘤的特异性标志，在诊断上只有辅助价值。

3. 癌胚抗原的浓度与下列因素有关：①与癌症的早、中、晚期有关，越到晚期癌胚抗原值越升高，但阳性率不是很高。②与肿瘤体积的大小有关，随体积的增大而升高，但到底在癌细胞分裂多少时癌胚抗原才升高，目前尚缺乏这方面的研究。③与肿瘤转移有关，当转移后，癌胚抗原的浓度也升高。④与癌症的组织类型有关，腺癌最敏感，其次是鳞癌和低分化癌，这说明癌胚抗原是一种分化性抗原，分化程度越高阳性率也越高。⑤与病情好转有关，病情好转时血清癌胚抗原浓度下降，病情恶化时升高。癌胚抗原连续随访检测，可用于恶性肿瘤手术后的疗效观察及预后判断，也可用于对化疗患者的疗效观察。

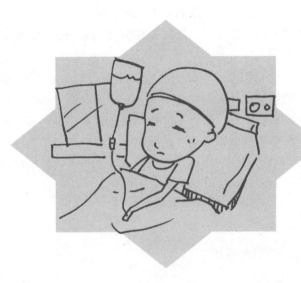

三、糖类抗原 125

概述

糖类抗原 125（CA125）是由 Bast 等人于 1983 年用卵巢浆液性乳突状囊腺癌细胞免疫小鼠，并与骨髓瘤杂交得到一株单克隆抗体。该抗体所识别的抗原称为糖类抗原 125。糖类抗原 125 是一种不稳定的糖蛋白，广泛存在于间皮细胞组织中，是很重要的卵巢癌相关抗原，在非黏液性卵巢癌和上皮细胞性卵巢癌细胞株上表达，正常或两性卵巢组织不表达，卵巢浆液性腺癌患者阳性率为 82%，Ⅲ～Ⅳ期的病变阳性率可达 100%，黏液性卵巢癌糖类抗原 125 不升高。但卵巢囊肿、子宫内膜异位症、肺癌、良性和恶性胸腹水中也可见到阳性反应。

参考值

< 35μg/L，绝经期女性< 25μg/L（酶联免疫法）。

异常释疑

1. 卵巢癌时血清糖类抗原 125 升高，阳性率为 61.4%。治疗有效者糖类抗原 125 浓度可在一周后逐渐降至正常水平。若有复发时，糖类抗原 125 升高可先于临床症状出现之前。因此，是观察疗效、判断有无复发的良好指标。

2. 其他非卵巢恶性肿瘤也有一定的阳性率。如宫颈癌、宫体癌、子宫内膜癌、输卵管癌、胰腺癌、肺癌、胃癌、结肠癌、直肠癌、乳腺癌等。

3. 某些非恶性肿瘤，如子宫内膜异位症、盆腔炎、卵巢囊肿、子宫肌瘤、子宫肌腺症、胰腺炎、肝炎、肝硬化和盆腔炎等疾病也有不同程度的升高，但阳性率较低。

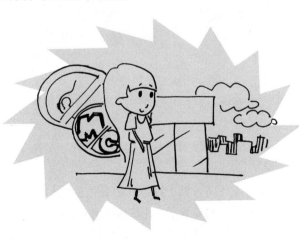

4. 在许多良性和恶性胸腹水中发现有糖类抗原 125 升高。羊水中也能检出较高浓度。

5. 早期妊娠者也有糖类抗原 125 升高的可能。糖类抗原 125 短期

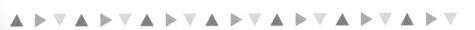

内升高，还可与月经周期有关，月经前 10 天高值多，增殖期均值也较分泌期高。故女性在检查糖类抗原 125 时应避开经期和孕期，以免出现假阳性。送检标本不能用肝素抗凝，以免影响结果。

四、糖类抗原 724

概　述

糖类抗原 724（CA724）是一种由 CC49 和 B72.3 两株单抗识别的黏蛋白样的高分子量糖蛋白，它主要存在于胃、胰腺、乳腺、肺及卵巢等部位肿瘤中，是一种广谱肿瘤标志物，对胃癌有较高的敏感性和特异性。正常人血清中含量 < 6U/ml，异常升高在各种消化道肿瘤、卵巢癌均可产生。对于胃癌的检测特异性较高，以 > 6U/ml 为临界值。良性胃病仅 < 1% 者升高，而胃癌升高者比例可达 42.6%。

参考值

< 6U/ml（酶联免疫法）。

异常释疑

1. 胃癌的阳性率 65%~70%，有转移者更高。

2. 结肠癌、直肠癌、胰腺癌、肝癌、肺癌、乳腺癌、卵巢癌也有一定的阳性率。

3. 糖类抗原 724 还可作为治疗后随访的指标，可用于复发和预后的判断。

4. 糖类抗原 724 升高可见于以下几种良性疾病：胰腺炎、肝硬化、肺病、风湿病、妇科病、卵巢囊肿、乳腺疾病和胃肠道良性功能紊乱等。与其他标志物相比，糖类抗原 724 最主要的优势是其对良性病变的鉴别诊断有极高的特异性。

5. 联合糖类抗原 125 检测作为诊断原发及复发性卵巢肿瘤的标志特异物，与糖类抗原 199 联合检测可提高胃癌的诊断阳性率。

五、神经元特异性烯醇化酶

概　述

　　神经元特异性烯醇化酶（NSE）是神经元和神经内分泌细胞所特有的一种酸性蛋白酶，参与糖酵解，肿瘤组织糖酵解作用加强，细胞增殖周期加快，细胞内的神经元特异性烯醇化酶释放进入血液增多，导致此酶在血清内含量增高。在脑组织细胞的活性最高，外周神经和神经分泌组织的活性水平居中，最低值见于非神经组织、血清和脊髓液。它被发现在与神经内分泌组织起源有关的肿瘤中，特别是小细胞肺癌中有过量的神经元特异性烯醇化酶表达，导致血清中神经元特异性烯醇化酶明显升高。

参考值

　　< 12.5μg/L（酶联免疫法）。

异常释疑

　　1. 小细胞肺癌患者 (SCLC) 血清神经元特异性烯醇化酶明显增高，其诊断灵敏度达 80%，特异性达 80%~90%，而非小细胞肺癌患者并无明显增高，故可作为小细胞肺癌与非小细胞肺癌的鉴别诊断。监测小细胞肺癌放疗、化疗后的治疗效果，治疗有效时神经元特异性烯醇化酶浓度逐渐降低至正常水平，复发时血清神经元特异性烯醇化酶升高。用神经元特异性烯醇化酶升高来监测复发要比临床确定复发早4~12 周。

　　2. 神经母细胞瘤时，神经元特异性烯醇化酶阳性率可达 96%~100%，其测定值明显增高，血清神经元特异性烯醇化酶水平与病期及预后相关。而 Wilms 瘤则升高不明显，因此测定神经元特异性烯醇化酶的水平可用于上述疾病的诊断和鉴别诊断，也可用来监测神经母细胞瘤的病情变化，评价疗效和预防复发。

3. 血清神经元特异性烯醇化酶增高还可见于少数神经内分泌细胞肿瘤，如甲状腺髓样癌、嗜铬细胞瘤、转移性精原细胞癌、黑色素瘤、胰腺内分泌瘤、视网膜母细胞瘤等。

4. 尿毒症肾透析患者也可见神经元特异性烯醇化酶升高，因透析可使一部分红细胞被破坏，红细胞内酶释放入血。

5. 待测标本严禁溶血，因红细胞与血小板中含有大量的神经元特异性烯醇化酶，会产生假阳性结果。

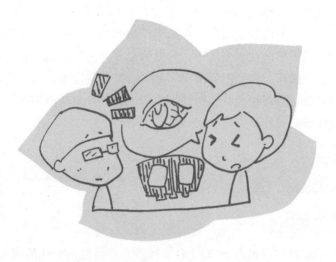

六、鳞状上皮癌相关抗原

概述

鳞状上皮癌相关抗原（SCCAg）也称为扁平上皮相关抗原，是 Kato 等于 1977 年从子宫颈鳞状上皮中分离出来的鳞状上皮相关抗原 TA-4 的亚单位，与鳞状细胞癌的发生、发展关系密切。是扁平上皮癌的诊断指标，特异性较好，但敏感性较低，在子宫颈部扁平上皮癌和肺扁平上皮癌中晚期时血清中鳞状上皮癌相关抗原水平明显增高，也可见于食管癌、膀胱肿瘤及某些良性疾病，因此，鳞状上皮癌相关抗原测定不是诊断恶性肿瘤的绝对指标，必须结合其他的检查手段。

< 1.5μg/L(酶联免疫法)。

1.鳞状上皮癌相关抗原存在于鳞状细胞癌的胞浆内，是鳞癌肿瘤标志物。肿瘤越到晚期，鳞状上皮癌相关抗原水平越高。对子宫颈癌有较高的诊断价值，辅助诊断肺鳞癌，手术后鳞状上皮癌相关抗原下降不明显或反而升高，说明有残余病灶。

2.其他鳞癌，如头颈癌、外阴癌、膀胱癌、肛管癌、皮肤癌等，鳞状上皮癌相关抗原水平也升高。

3.其他非鳞癌恶性肿瘤如肺腺癌、子宫颈腺鳞癌、胰腺癌和胃癌患者的鳞状上皮癌相关抗原水平也升高。

4.良性疾病如子宫内膜异位症、肺炎、肾衰竭、结核、肝炎、肝硬化、结核等鳞状上皮癌相关抗原水平也有不同程度升高。

5.鳞状上皮癌相关抗原正常分布于汗液、唾液和其他体液内，因而标本应避免汗液、唾液或气溶胶(喷嚏)污染，而导致测定值假性升高。取血时应用加塞子试管。鳞状上皮癌相关抗原升高的标本应做重复测定。

七、前列腺酸性磷酸酶

前列腺酸性磷酸酶（PAP）是由成熟的前列腺上皮细胞合成及分泌的糖蛋白，经前列腺管道进入精囊，由尿道排出。前列腺癌时，癌细胞产生的前列腺酸性磷酸酶由于无导管或腺体导管被癌细胞破坏，故直接被吸收入血循环，而导致血清前列腺酸性磷酸酶升高。

参考值

　＜ $2\mu g/L$（酶联免疫法）；＜ $3\mu g/L$（放射免疫法）。

异常释疑

　　1. 前列腺癌特别是转移性前列腺癌，前列腺酸性磷酸酶明显增高，对前列腺癌的诊断敏感。可用做前列腺癌的诊断、治疗效果及预后评估及转移性骨肿瘤鉴别诊断以及肿瘤定级的辅助指标。同时可根据前列腺酸性磷酸酶值监控患者对治疗的反应。血清前列腺酸性磷酸酶测定敏感性、特异性较差，30%~40% 发生转移的前列腺患者为假阴性。因此对该疾病无早期诊断价值。

　　2. 前列腺肥大、前列腺炎、前列腺结石、前列腺脓肿等，前列腺酸性磷酸酶也可增高。

　　3. 由于一天中前列腺酸性磷酸酶值可上下波动 50%，因此，前列腺酸性磷酸酶测定应于每日固定时间采血，以免影响结果。近期前列腺直肠指检可引起血清前列腺酸性磷酸酶升高，因此宜于检查前或检查后 2 周采血测定。标本切忌溶血，否则亦可使测定结果异常。

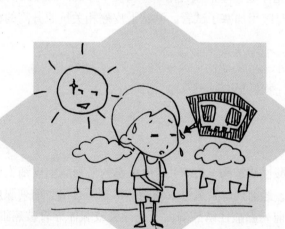

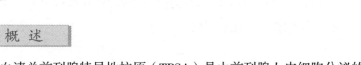

八、游离前列腺特异性抗原

概述

血清总前列腺特异性抗原（TPSA）是由前列腺上皮细胞分泌的具有类胰凝乳蛋白酶活性的血清蛋白酶，具有较高的组织特异性，大量存在于前列腺上皮组织和精液中。血清总前列腺特异性抗原中有80%的前列腺特异性抗原与血清中的一些蛋白抑制物及α1抗胰凝乳蛋白酶结合，形成结合型复合物，另有20%前列腺特异性抗原以未结合形式存在于循环血清中即游离前列腺特异性抗原（FPSA）。单纯用血清总前列腺特异性抗原来判断前列腺良、恶性疾病有一定难度。因为在前列腺癌、前列腺肥大、前列腺增生、前列腺炎、前列腺触诊后，都可引起血清中前列腺特异性抗原水平增高，所以采用血清游离前列腺特异性抗原与血清总前列腺特异性抗原比值可提高对前列腺癌诊断的特异性。血清中血清总前列腺特异性抗原和血清游离前列腺特异性抗原随着年龄增长略有升高，两者呈正相关，而比值相对不变，这对诊断前列腺疾病提供了一个有价值的指标。

165

参考值

血清总前列腺特异性抗原＜4mg/ml；血清游离前列腺特异性抗原＜0.8mg/ml；血清游离前列腺特异性抗原与血清总前列腺特异性抗原比值（FPSA/TPSA）＞10%(酶联免疫法)。

异常释疑

1.前列腺特异性抗原升高对前列腺癌的诊断特异性为82%~90%。

2.前列腺良性疾病，如前列腺增生、肥大以及前列腺炎症、肾脏和泌尿生殖系统的疾病等亦可升高；此外，当前列腺触诊或按摩后血循环中前列腺特异性抗原可一过性增高。

3.用于前列腺良恶性疾病鉴别诊断。文献报道FPSA/TPSA＜10%

时，提示前列腺癌；当 FPSA/TPSA > 25% 提示前列腺增生及良性病变。

4. 当前列腺触诊或按摩后血循环中前列腺特异性抗原可一过性增高，故在血液检查时应注意时间差。

九、细胞角质素片段抗原 211

概述

细胞角质素片段抗原 211（CYFRA211）是细胞角质蛋白 19 的片段。细胞角质蛋白是正常的及恶性的上皮细胞支架蛋白，现已知的有 20 种。细胞角质蛋白（CKS）作为上皮组织肿瘤标志物已有多年，主要分布在单层上皮细胞如肠上皮、胰管、胆囊、子宫内膜、输卵管及肺泡上皮。这些细胞癌变时，可释放可溶性角蛋白 19（CKl9）片断进入血液循环，此可溶性片段即为细胞角质素片段抗原 211，在恶性肺癌组织中，细胞角质素片段抗原 211 含量丰富，尤其是在肺鳞癌中有高表达，是用于诊断非小细胞肺癌的首选指标。肺癌患者有 50%~70% 与血清中细胞角质素片段抗原 211 的增长趋势有关，因此对于肺癌的诊断、治疗，随诊细胞角质素片段抗原 211 有很重要的临床意义。

参考值

< 3.3μg /L（酶联免疫法）。

异常释疑

1. 肺癌患者血清中细胞角质素片段抗原 211 含量明显升高，见于鳞状上皮细胞癌、非小细胞肺癌、大细胞肺癌、腺癌、小细胞肺癌、转移性肺癌。特别是鳞状上皮细胞癌首选的肿瘤标志物，灵敏度可达 60%，特异性可达 95%，对非小细胞癌的早期诊断、疗效监侧和预后判断均有重要意义。同时对小细胞肺癌和非小细胞肺癌的鉴别诊断也有较大价值。细胞角质素片段抗原 211 对各型肺癌诊断的敏感性依次为：鳞癌＞腺癌＞大细胞癌＞小细胞癌。

2. 其他恶性肿瘤：如子宫癌、卵巢癌、乳腺癌、膀胱癌、前列腺癌、胰腺癌、胃癌、结肠癌、肝癌等患者，血清细胞角质素片段抗原211 含量也可升高。

3. 肝炎、胰腺炎、肺炎、前列腺增生也可有一定的升高，但很少超过 $10\mu g$ /L。

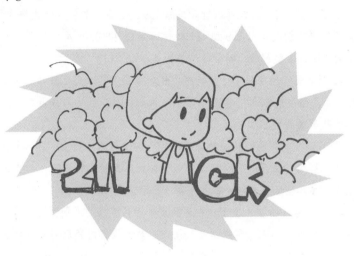

附1: 肿瘤标志物的选用

（一）动态监测与定期测定肿瘤标志物的浓度

肿瘤标志物测定的临床价值在于动态观察，有时即使在参考值范围内的浓度变化，可能也是有价值的。某些肿瘤如术后癌胚抗原浓度快速增高（每 6 个月＞ $4\mu g$ /L）表示骨和肝转移，而术后癌胚抗原浓度缓慢增加（每 6 个月 2~4μg/L）表示脑、软组织和皮肤转移。但为了保证结果的可靠性，当测得的肿瘤标志物浓度增加时，应在短期内(14~30 天)进行重复测定。

应根据不同的患者、不同的肿瘤制定不同的测定时间。一般而言，治疗前应测定每个患者肿瘤标志物的原始值，治疗后第 1~2 年，应每月测定，至浓度明显下降后，每 3 个月测定一次。第 3~5 年，应每年测定 1~2 次。第 6 年起，每年一次。但每次改变治疗之前、肿瘤标志物浓度增加或怀疑复发和转移时，均应及时测定肿瘤标志物浓度。

（二）合理选用肿瘤标志物

同一肿瘤可含有一种或多种肿瘤标志物，而不同或同种肿瘤的不同组织类型既可有共同的肿瘤标志物，也可有不同的肿瘤标志物。因此，选择一些特异性较高的肿瘤标志物联合测定某一肿瘤，有利于提高检出的阳性率，而且，合理选用肿瘤标志物，常可在临床症状出现之前数月鉴别出复发和转移。

几种常见肿瘤的常用联合检测：

1. 直结肠癌：癌胚抗原、糖类抗原199是首选，其特异性达到80%以上。如癌胚抗原、糖类抗原199加α1酸性糖蛋白(AGG)、C反应蛋白、肌型肌酸激酶同工酶，其敏感性、特异性皆较为理想。

2. 胆囊癌、胰腺癌：糖类抗原199对胰腺癌的诊断已较好，如加上糖类抗原125、糖类抗原50、糖类抗原724及DU-PAN-2(一种胰腺癌标志物)则可把诊断率提高到90%以上。

3. 肺癌：单用癌胚抗原对肺癌诊断已有较高的特异性，再加上神经元特异性烯化醇酶、唾液酸、鳞状上皮癌相关抗原则特异性更高。细胞角质素片段抗原211加癌胚抗原对小细胞腺癌诊断率达78%。

4. 乳腺癌：糖类抗原153和癌胚抗原对乳腺癌的早期预防和诊断缺乏特异性和敏感性，临床上常将两者联用或与其他的标志物联用对乳腺癌进行检测。以黏蛋白型糖蛋白分子和糖类抗原153组合，敏感度可达96%。

5. 卵巢癌：糖类抗原125、糖类抗原199、糖类抗原724、癌胚抗原、甲胎蛋白和铁蛋白等皆是较好的联合，其他许多检查尚不成熟。

6. 胃癌：由于尚无更特异的标志物，以糖类抗原199加癌胚抗原仍是目前较好的联合，加糖类抗原724，则阳性率更高。

7. 肝癌：癌胚抗原、甲胎蛋白、糖类抗原50、糖类抗原199。

8. 前列腺癌：前列腺特异性抗原、前列腺酸性磷酸酶。

以上介绍的各种联合也不是十全十美的，有时联合检测的增加，提高了敏感性，反而降低了特异性。因此，在联合应用时，一定要选准特异性较强的标志物，做不同标志物的联合，再做仔细的分析，才能使联合检查达到尽可能"完美"的程度。综上所述，虽然各种标志物有其各自的临床意义，但需通过综合分析才能得出正确的诊断意见。患者千万不可在没有病理细胞学诊断依据时，见到某项指标轻度增高就疑心患了癌症，造成不必要的心理负担。

（三）肿瘤标志物检测适宜人群

1. 40 岁以后体检。

2. 无明确原因地迅速消瘦。

3. 有某些肿瘤家族史，具有家族性或遗传性肿瘤。

（四）正确看待肿瘤标志物

既要重视又不盲目恐惧，如果阳性要复查，排除其他因素，如果持续阳性，则做相应检查，与具有定位意义的指标联合检测可以定位，并提高诊断的阳性率。

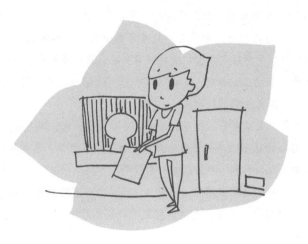

附2: 肿瘤的预防措施

1. 拒绝烟草，限制饮酒，防止过多日照：远离烟草、远离抽烟人群可有效防癌。过度饮酒可增加口腔癌、喉癌和食管癌等的风险，既吸烟又喝酒者患癌的风险就明显增加。应限制烟酒的摄入。适量日照有益于健康，但阳光暴晒会引起皮肤癌。

2. 定期体检，保持心情舒畅：定期体检能及早发现可能存在的异常，及早治疗。精神因素与肿瘤发生有十分密切的关系，过重的精神压力降低机体的免疫功能和抗病能力，所以控制情绪、学会减压、保持乐观情绪、注意心理平衡对防癌具有重要意义。

3. 避免接触致癌物，警惕工业污染及肿瘤病毒的感染：环境中一些化学物质可以致癌是一个不争的事实，要做好防护，尽量远离致癌物。

4. 合理饮食，防止肥胖：限制脂肪和热量的摄入，尽量少食含亚硝酸盐食物及腌制食品；尽量少食有食品添加剂的食物；限制食用发酵、霉变、酸菜、腌菜及含亚硝酸胺的物质；限制食用烟熏、火烤和反复用过的油炸食品；限制食用过热、过粗、过硬或脂肪过多的食品；果蔬在食用前要浸泡清洗，防止食入残留农药；不要挑食，以防微量元素与维生素摄入不平衡。常食一些高纤维素、低脂肪的饮食和富含维生素 D、微量元素的食品会降低发病风险。

5. 几种防癌食物介绍如下：

● 十字花科的植物，包括西兰花、卷心菜、花椰菜、甘蓝、大白菜、白萝卜等都是抗癌的食物，常吃上述蔬菜可减少胃癌、乳腺癌、肠癌的威胁。其中含有的防癌物质靛基质会在煮的时候失去，所以不要煮得时间太长。

● 百合科植物，包括蒜头、洋葱类，含有大蒜精，可有抗癌和加强免疫系统的功效，阻止亚硝酸胺形成。

● 真菌类，包括香菇、冬菇、平菇、草菇、猴头菇、木耳等，营养丰富，含有人体必需的氨基酸、多种维生素和矿物质，含硒和丰富的维生素 D，能增强人体免疫力，有利于预防胃癌和食管癌。

● 海带、紫菜及裙带菜等海藻类食品都具有一定的抗癌作用。

● 红薯含有较多的胡萝卜素、赖氨酸、植物纤维、去氢表雄酮，能预防肠癌和乳腺癌。

● 竹笋、芦笋含有硒和植物纤维等，可用来防治多种癌症。

● 番茄中含有大量的番茄红素，番茄红素与脂肪同时存在时最易被人体吸收、代谢和利用，经常食用可以降低男性前列腺癌的发生率。所以每天应该保证吃 1~2 个番茄。

● 南瓜、葫芦、胡萝卜含有丰富的胡萝卜素，这是一种像维生素 E 那样的抗氧化剂，能减少多种癌症（子宫癌、肺癌、胃癌）的发病率。

● 茄子含有丰富的营养成分，还含有龙葵碱、葫芦素、水苏碱、胆碱等物质，其中龙葵碱和葫芦素被证实具有抗癌作用。

● 柑橘、橙类、苹果中所含维生素 C 在体内可阻碍致癌物质亚硝胺的生成，破坏癌细胞增生时产生的某种酶活性，利于防癌。

● 酸梅能增强白细胞的吞噬能力，提高机体的免疫功能，辅助治疗阴茎癌、宫颈癌。此外，猕猴桃、草莓、红枣、山楂、葡萄、乌梅等都是具有防癌作用的水果。

其他如鱼类、绿茶，以及麦芽、全麦及谷物、植物油和果仁等，都含有防癌的成分，对癌细胞有较强的抵抗能力。

（庞辉群）

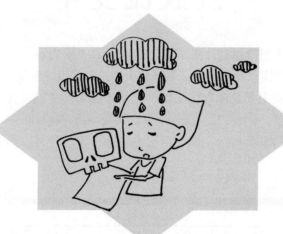

第 15 章

血液流变学

通常人们所说的血液流变学检查，其主要内容是研究血液的流动性和黏滞性以及血液中红细胞和血小板的聚集性和变形性等。血液流变学检查主要是测定血黏度，血黏度随切变率的变化而变化，分为高切变率、中切变率、低切变率。切变率高，血黏度大，流动性差，形成血栓的危险性大；反之则血黏度小，流动性好，形成血栓的危险性小。

检验报告单　　　　　　　　　　检查编号：

申请单号：

姓名：

性别：

年龄：

病历号：

科别：

床号：

标本种类：

送检日期：

采样日期：

注：H- 偏高，

　　L- 偏低

临床诊断：

编号	项目	结果	参考值	编号	项目	结果	参考值
	全血黏度		6.12~9.58（低切）				
			4.51~5.57（中切）				
			3.73~4.60（高切）				
	血浆黏度		1.18~1.61mPa.s				

送检　　　　检验　　　　报告

医师＿＿＿＿日期＿＿＿＿日期＿＿＿＿检验师＿＿＿＿核对者＿＿＿＿

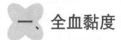

一、全血黏度

概　述

全血黏度是反映血液流变学基本特征的参数，也是反映血液黏滞程度的重要指标。影响全血黏度的主要因素有红细胞压积、红细胞聚集性和变形性及血浆黏度等。切变率在200/s时的全血黏度为高切黏度；当切变率在30/s时的全血黏度称中切黏度；当切变率在3/s时的全血黏度称低切黏度。高切变率下的全血黏度反映红细胞的变形性；低切变率下的全血黏度反映红细胞的聚集性。

参考值

低切：6.12~9.58；中切：4.51~5.57；高切：3.73~4.60。

异常释疑

1. 全血黏度增高：全血黏度增高会引起血流阻力增加，使血流速度减慢，最后导致血流停滞，直接影响脏器血液供应，从而导致疾病。全血黏度增高常见原因：血浆蛋白异常、红细胞数量增多、红细胞质异常。其他疾病：如雷诺征、高脂血症、肿瘤等。

全血黏度增高会导致多种疾病的发生。循环系统疾病：动脉硬化、高血压、冠心病、心绞痛、心肌梗死、周围动脉硬化症、高脂血症、心力衰竭、肺源性心脏病、深静脉栓塞等；糖尿病及脑血管病：脑卒中、脑血栓、脑血管硬化症等；肿瘤类疾病：较为常见的为肝脏、肺和乳腺肿瘤等；其他：真性红细胞增多症、多发性骨髓瘤、原发性巨球蛋白血症等；以及休克、烧伤、先兆子痫等。

2. 全血黏度降低：全血黏度降低见于各种贫血、大失血等。可分为病理性和生理性低血黏度两大类。

（1）病理性低血黏度：主要是几种出血性疾病引起，如出血性脑卒中、上消化道出血、鼻出血、功能性子宫出血等，这类疾病又叫出

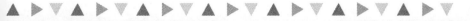

血性低血黏症。另外，尚有一些疾病，如各种贫血症、尿毒症、肝硬化腹水症、急性肝炎等，也表现有低血黏度，但这类血液黏度降低与出血无关，而与慢性消耗性病理过程有关。因此，这类疾病叫做非出血性低血黏症。

（2）生理性低血黏综合征：这一类型的特点是血黏度的降低出现于人体正常生理过程的某一阶段。例如，妇女在月经期以及妊娠期所见的血黏度低下均属于此类型。

预防及建议

全血黏度在血栓前状态和血栓性疾病的诊断、治疗和预防中起着重要作用。血黏度增高，血液的流变性质发生异常，可直接影响到组织的血流灌注情况，引起组织缺水和缺氧、代谢失调、机体功能障碍，从而出现一系列严重后果。积极控制与此类疾病相关的原发病可有效地防止全血黏度的增高，如高血压、糖尿病、高脂血症等。

全血黏度降低见于各种贫血、大出血等，也可见于部分生理性因素。当发现全血黏度降低时，应进一步检查，排除因贫血或失血导致的病理性全血黏度降低。

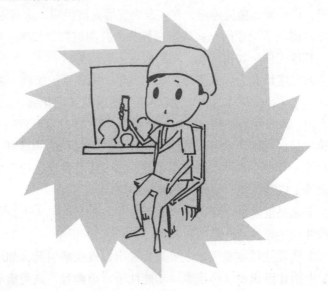

二、血浆黏度

概　述

血浆黏度是反映血液黏滞程度的又一重要指标。血浆黏度的高低主要取决于血浆蛋白，主要是纤维蛋白浓度，其次是球蛋白分子，还有脂类等。影响血浆黏度的因素有纤维蛋白原、球蛋白、白蛋白、脂类和血糖等。

参考值

1.18~1.61mPa.s。

异常释疑

血浆黏度增高最典型的疾病是巨球蛋白血症、多发性骨髓瘤、高脂血症、球蛋白增多症、高血压等。降低可见于过量补液，肝、肾、心脏或不明原因引起的水肿、肾病、长期营养不良等。

预防及建议

一般来说，低切黏度和高切黏度的变化是平行的，但全血黏度和血浆黏度可以有相反的变化，如全血黏度正常，血浆黏度偏高，建议加查纤维蛋白原、血脂及其他血浆蛋白项目，以明确原因。

以下人群适宜做血流变检查：如糖尿病、高血压、冠心病、心绞痛、心肌梗死、动脉粥样硬化症、脑梗死、肺心病、妊娠高血压综合征、脑卒中、恶性肿瘤、血液病、烧伤、各种原因的重症贫血、重症肝炎、肝硬化及高脂血症等的患者。

1.降低全血黏度与或血浆黏度的药物有：丹参、桃仁、当归、红花、赤芍、川芎、三棱、延胡索、血竭、郁金、益母草、刘寄奴、水蛭、地龙、泽兰、葛根、黄芪等。降低红细胞刚性的药物：当归、桃仁、赤芍、川芎、延胡索、地龙、没药、五灵脂、牡丹皮、黄芪、鸡内金、刺五加等。提高红细胞流动性的药物：赤芍、地龙等。降低红细胞聚集性的药物：当归、川芎、地龙、葛根、火棘、刺五加等。抗血小板聚集的药物：当归、红花、赤芍、川芎、三七、益母草、蒲黄、牡丹皮、红藤、地龙、黄芪、姜黄等。抗血栓形成的药物：当归、赤芍、川芎、丹参、三棱、郁金、益母草、刘寄奴、夏天无、山楂、莪术、没药、苏木、红藤、泽兰、姜黄等。

2. 水是人体中的重要物质，各种原因导致人体的水分丢失，如大量出汗、服用利尿剂、腹泻等，均可使血容量减少，血液中的有形成分（红细胞等）相对增多，从而使血黏度增加。此时如果体内水分得到补足，饮水充足，黏稠的血液便立刻被稀释，所以血液黏稠除了药物治疗外，科学饮水和选择食物可以起到稀释作用。

除正确喝水外，有的食物也具有血液稀释功能，如黑木耳、洋葱、柿子椒、香菇及草莓、菠萝、柠檬等可以抑制血小板聚集，防止血栓形成；番茄、葡萄、橘子、生姜等具有类似阿司匹林的抗凝作用；香芹、胡萝卜、魔芋、山楂、紫菜、海带、玉米、芝麻等具降脂作用。

所以，血液过于黏稠的人，应该按照上述方法饮水和选择饮食。日常饮食宜清淡，少吃高脂肪、高糖类食物、多吃些鱼类、新鲜蔬菜和瓜果、豆类及豆制品等。

（施荣）

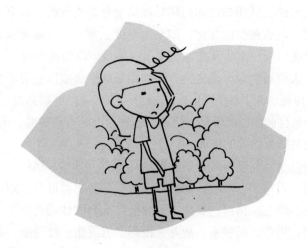

第16章

碳 13 尿素呼气试验

自从 1983 年澳大利亚学者首次从胃黏膜活检组织中分离出幽门螺杆菌（简称 Hp），目前已经确认幽门螺杆菌与多种疾病密切相关，如慢性胃炎、消化性溃疡、胃癌、胃黏膜相关淋巴组织淋巴瘤、功能性消化不良、胃食管反流病、肠易激综合征、结肠息肉、不明原因的缺铁性贫血等。

目前检测幽门螺杆菌的方法有微生物学方法、血清学方法、尿素酶依赖技术、形态学方法、基因诊断方法等，其中微生物学方法是检测幽门螺杆菌感染的"金标准"，即最准确的标准。

检验报告单					检查编号：			
申请单号：	编号	项 目	结果	参考值	编号	项 目	结果	参考值
姓名：	DOB	幽门螺杆菌		< 3.6				
性别：								
年龄：								
病历号：								
科别：								
床号：								
标本种类：								
送检日期：								
采样日期：								
注：H- 偏高，								
L- 偏低								
临床诊断：								

送检　　　　检验　　　　报告
医师　　　　日期　　　　日期　　　　检验师　　　　核对者

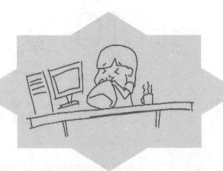

概　述

呼气试验具有诊断幽门螺杆菌无需胃镜，无需抽血，无交叉感染、无痛苦、无损伤和操作方便等优点。碳13尿素呼气试验因其无放射性、适用于各类人群、短期内可反复检查、精确度更高等特点，有逐步取代碳14呼气试验的趋势。

参考值

测定结果为超基准值DOB

幽门螺杆菌诊断阳性：DOB值> 4.4 ；

幽门螺杆菌诊断阴性：DOB值< 3.6。

异常释疑

碳13尿素呼气试验结果阳性提示有幽门螺旋杆菌感染。

预防及建议

呼气试验注意事项：常规检测应停抗生素2周，停抑酸药1周；HP根治检测应停抗生素1月，停抑酸药1周。检测当天必须空腹，整个检查过程中保持安静坐位状态。检查等候期间不能喝水或饮料，不吃任何食物。

附：**幽门螺旋杆菌**

人体感染幽门螺旋杆菌（以下简称"幽门螺杆菌"）后病菌会潜伏在胃内，并广泛存在于感染者的唾液、牙菌斑中。人一旦感染幽门螺杆菌后，若不进行治疗，几乎终身处于持续感染中，感染率总的来讲随着年龄增长而增长。因此，要高度关注幽门螺杆菌的预防和治疗工作。及时诊断并根除幽门螺杆菌感染是阻断胃病反复发作，治愈胃病的前提。

现已证实幽门螺杆菌与多种消化道疾病相关，如慢性胃炎患者中幽门螺杆菌感染率超过95%；幽门螺杆菌可通过定植于十二指肠内的胃化生上皮，引起黏膜损伤，并导致十二指肠溃疡形成；幽门螺旋感染为胃黏膜相关淋巴组织淋巴瘤的重要病因，此类患者中幽门螺杆菌感染率高达90%以上，根除幽门螺杆菌可以治愈早期胃黏膜相关淋巴组织淋巴瘤。感染幽门螺杆菌后，可能使患胃癌的危险增加2.7至12倍；幽门螺杆菌感染所致的胃黏膜炎症可导致胃感觉和运动异常，从而出现功能性消化不良；幽门螺杆菌能影响食管下端括约肌功能，影响胃酸分泌，胃体部幽门螺杆菌感染造成胃壁细胞损伤，甚至引起或加重萎缩性胃炎而诱发酸分泌减少，使胃内 pH 值降低，发展为胃食管反流病；感染幽门螺杆菌后，可能与结肠癌、结肠息肉的发病有关。也有研究显示，感染幽门螺杆菌后，除与多种消化系统疾病有关外，可能还与不明原因的缺铁性贫血、慢性荨麻疹、胆囊结石等有关。

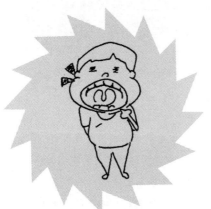

幽门螺杆菌感染在人群中普遍存在，但只有很少人患病。日常生活中接触幽门螺杆菌感染者的唾液，食用受幽门螺杆菌污染的食物均可造成传染，比如：共用餐具、母亲将食物嚼碎后再喂婴儿，甚至与感染者深吻等也可能导致传染。如果发现自己有感染，家人的感染机会也会增加。但只要养成良好的饮食卫生习惯，可以减少幽门螺杆菌的发生。其中仔细刷牙、餐前洗手、杜绝食生肉、分餐制等是预防的关键措施。

　　一旦证实家人也有幽门螺杆菌感染，必要时可以同时接受治疗。幽门螺杆菌的感染是可治愈的。目前联合用药可有效根除幽门螺杆菌，因此如果发现自己有幽门螺杆菌感染相关疾病应及时就医，在医生指导下按时规范服药。

　　1. 中医与幽门螺杆菌感染相关性胃病

　　目前认为幽门螺杆菌导致的胃肠疾病的机制非常复杂，有学者认为幽门螺杆菌对胃黏膜的损伤不仅与毒力因子、黏附作用对黏膜细胞的直接损伤有关，而且可能与其促进胃黏膜炎症、免疫反应等有密切联系。中医认为，幽门螺杆菌属中医所讲的"邪气"的范畴，且多具有"毒"的性质。具体地说幽门螺杆菌可以认为是一种"湿热毒邪"，湿热之邪，不仅可以从外而感，而且可以自内而生，外感湿热与内伤湿热均可增幽门螺杆菌感染几率而致病。湿为阴邪，易伤阳气，湿性粘滞，阻碍气机，因此根除幽门螺杆菌很困难，而外邪侵犯、饮食伤胃、情志不畅也是可能增加幽门螺杆菌感染的几率而导致胃肠道疾病的重要病因。

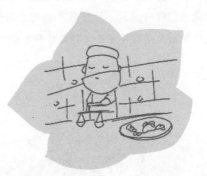

　　　　　　幽门螺杆菌感染的重要病理基础是脾胃虚弱、慢性胃炎、功能性胃肠疾病、消化不良、消化性溃疡、胃黏膜脱垂等胃系疾病久病不愈都可以造成脾胃气虚、胃气郁滞，增加幽门螺杆菌的感染几率。幽门螺杆菌侵袭人体的主要部位是胃府，脾胃气虚使幽门螺杆菌更容易入侵胃府，慢性胃炎、胃溃疡、十二指肠溃疡、功能性消化不良、胃黏膜脱垂等胃肠疾病大多由焦脾胃气虚引起。慢性胃病反复发作，可能是脾胃受损，出现面色萎黄，胃胀纳呆，腹胀便溏，体倦乏力等脾胃气虚症状。在脾胃气虚的基础上脏腑气机升降失常，阻滞不畅，气血运行不畅则血脉瘀阻，日久可以衍生变症，血不循经，脾胃运化失司，湿浊内生，郁而化热，从而形成气滞、血瘀、郁热、湿阻等病理变化。又有产生的气滞、血瘀、郁热、湿阻等进而使幽门螺杆菌更容易在胃内生长增殖进而导致胃肠道疾病的发生。人在感染幽门螺杆菌后，由于邪毒感染会进一步导致胃肠道损伤，进而损伤脾胃之气，导致脾胃虚弱更加严重，机体自身的免疫力下降，不能及时杀灭或清除幽门螺杆菌，使其有了在胃中定植的机会。

2.中药与幽门螺杆菌感染相关性胃病

长期脾胃虚弱的胃肠疾病患者，感染幽门螺杆菌的几率会更大，且多有慢性活动性胃炎的程度，中医药清解郁热，健脾养胃，遣方的固本之法能以调整机体气血阴阳，不仅可以大大改善患者临床症状，也使抗幽门螺杆菌的治疗收到了明显的疗效，为中医药治疗幽门螺杆菌是否有效提供了有效的证明。

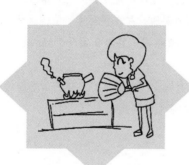

而中医治疗在注重局部病变的同时，更注重整体的调节，加上中药组方变化大，可供选择的药物多，其优势和特点渐被人们所认同。通过辨证论治及临床验证、实验研究等方法，证实多种中药及方剂对幽门螺杆菌有抑制作用。

黄连、黄柏、甘草抑制幽门螺杆菌生长，抑制胃酸分泌；白及、白芍抑菌，止血生肌，服用后在胃黏膜表面形成保护膜，促进溃疡愈合；桂枝抑菌解毒，温阳助脾；砂仁抑菌，健脾消食，行气宽中；黄芪生肌固表补气；三七活血化瘀，止痛消肿；高良姜活血化瘀；蒲公英清热解毒；枳实健胃排空；山楂活血收敛，助消化；半夏调胃宽中；柴胡行气止痛；厚朴抑菌。大黄可减少胃液分泌，降低胃游离酸及蛋白酶活性，有清除幽门螺杆菌作用，减轻炎症程度，改善溃疡部位微循环，有利于溃疡的愈合。

总结文献报道及相关临床经验，目前认为：

（1）对幽门螺杆菌具强抑菌作用的中药有：黄连、大黄、黄柏、黄芩、虎杖、丁香。

（2）对幽门螺杆菌具中度抑菌作用的中药有：桑寄生、苍术、苦参。

（3）对幽门螺杆菌具低度抑菌作用的中药有：陈皮、马鞭草、玄参、枳壳、桂枝、柴胡、知母、枸杞子。

3.生活习惯与幽门螺杆菌感染相关性胃病

在健康人群中有幽门螺杆菌携带者，那么究竟在何种因素下，幽门螺杆菌感染才能导致胃粘膜的病理变化呢？目前认为，以下生活习惯与幽门螺杆菌感染相关性胃病相关：

（1）高盐和腌制食物都是幽门螺杆菌感染致病的危险因素。

（2）大量吸烟、过烫饮食也是幽门螺杆菌感染致病的危险因素。

烟、高盐和腌制食物对胃黏膜有直接刺激作用，可引起胃黏膜屏障的损害，进而有利 Hp 侵入胃黏膜，并在胃黏膜定植，通过产生细胞毒素或水解尿素产生有细胞毒的氨，直接或间接地作用于黏膜细胞，以逐渐发展成为慢性炎症或上消化道溃疡。

经常食用植物油有减少胃黏膜对幽门螺杆菌感染的作用。可能是植物油中含有丰富的多不饱和脂肪酸所致。

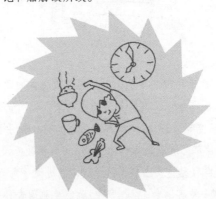

4.饮食因素与幽门螺杆菌感染相关性胃病

（1）生姜

研究表明，随着家庭成员喜食生姜人数的增加，儿童幽门螺杆菌感染率下降，提示食用生姜对幽门螺杆菌感染的传播有一定的预防和抑制效果。因此生姜和幽门螺杆菌的感染有一定的关系，日常生活中多食生姜会对幽门螺杆菌的感染起到预防作用。

（2）蜂蜜

蜂蜜随着浓度的降低，抑制幽门螺杆菌的作用也随之递减，而其抑制幽门螺杆菌主要又是通过渗透作用，因此如何使蜂蜜在胃黏膜上长时间保持一定的有效浓度，是解决其用于体内抗幽门螺杆菌的关键问题。20%浓度的蜂蜜可以抑制所有幽门螺杆菌受试菌株和大部分革兰阴性和阳性菌株；对多种抗生素耐药的幽门螺杆菌受试菌株也起到一定的抑制作用；10%浓度的蜂蜜可使一半受试的幽门螺杆菌菌株受到抑制。

（3）茶叶

茶叶作为一种天然饮料在我国已有很长的历史，茶叶中的儿茶素及所含其他成分都有抗幽门螺杆菌的作用。

（4）乳酸杆菌

乳酸杆菌作为最重要的益生菌，因其特有的生物特性，可以从调节菌群失调出发，减少以抗生素为主根治幽门螺杆菌的疗法所引起的不良反应，提高患者依从性。胃内的 pH 值很低，大部分经口而入的细菌都被胃酸杀死，乳酸杆菌是其中能存活的一种主要菌群。

（5）大蒜

大蒜价格低廉，各地种植普遍，体外抗幽门螺杆菌的研究已得到证实，其中鲜大蒜的抑制作用最为明显。

（6）维生素 C

维生素 C 对幽门螺杆菌的感染和所致疾病会有一定作用。日常饮食中有意识地补充富含维生素 C 的食物，在预防幽门螺杆菌感染及与其相关的胃癌发生方面是有积极作用的。

（施荣）

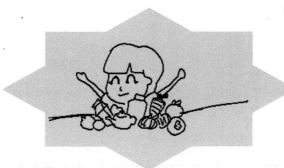

第 17 章

甲状腺功能

你也看得懂化验单

184

甲状腺是人体最大的内分泌腺体。位于颈部前方，由两侧叶和峡部组成，形似蝴蝶，犹如盾甲，故名甲状腺。平均重量成人为20~25g，女性略大略重。吞咽时可随喉部上下移动。甲状腺的基本构成单位是腺泡，对碘有很强的聚集作用。

甲状腺是内分泌系统的一个重要器官，其主要功能是合成、贮存和分泌甲状腺素。甲状腺激素的生理功能包括：①促进新陈代谢，使绝大多数组织耗氧量加大，并增加产热。②促进生长发育，对长骨、脑和生殖器官的发育生长至关重要，尤其是婴儿期，若缺乏甲状腺激素则会患呆小症。③提高中枢神经系统的兴奋性。此外，还有加强和调控其他激素的作用及加快心率、加强心缩力和加大心输出量等作用。

检 验 报 告 单　　　　检查编号：

申请单号：
姓名：
性别：
年龄：
病历号：
科别：
床号：
标本种类：
送检日期：
采样日期：
注：H−偏高，
　　L−偏低
临床诊断：

编号	项 目	结果	参考值	编号	项 目	结果	参考值
T4	甲状腺素		4.87~11.72μg/dl				
FT4	游离甲状腺素		0.70~1.48ng/dl				
T3	三碘甲状腺原氨酸		0.58~1.59ng/ml				
FT3	游离三碘甲状腺原氨酸		1.71~3.71pg/ml				
TSH	促甲状腺激素		0.35~4.94μIU/ml				

送检医师 _____　检验日期 _____　报告日期 _____　检验师 _____　核对者 _____

因此，当甲状腺出现问题后，如果不及时治疗，会对人体健康造成很大的影响。

一、甲状腺素（T_4）及游离甲状腺素（FT_4）

概　述

甲状腺素（T_4）是甲状腺分泌的主要产物，反映了甲状腺的分泌功能，也是构成下丘脑–垂体–甲状腺调节内分泌系统完整性不可缺少的成分。甲状腺素的合成、释放受到垂体促甲状腺素的调节。T_4与甲状腺结合球蛋白结合贮存在甲状腺中，因此T_4浓度易受结合蛋白的影响。游离甲状腺素（FT_4）是T_4的生理活性形式，由于FT_4不受结合蛋白的浓度和结合特性变化的影响，因此是反映甲状腺激素活性更好的指标。

参考值

T_4：$4.87\sim11.72\mu g/dl$；FT_4：$0.70\sim1.48ng/dl$（化学发光微粒子免疫分析法）。

异常释疑

FT_4或T_4增高见于甲状腺功能亢进、某些急性甲状腺炎等。T_4在妊娠、服避孕药、雌激素治疗等情况下可增高。FT_4或T_4降低见于甲状腺功能减退、肾病综合征、慢性肝炎、胃肠道丢失蛋白过多等疾病，甲状腺功能正常的人服用苯妥英钠或卡马西平可使FT_4或T_4降低30%。

二、三碘甲状腺原氨酸（T_3）及游离三碘甲状腺原氨酸（FT_3）

概　述

三碘甲状腺原氨酸（T_3）是甲状腺激素对各种靶器官作用的主要激素，主要在甲状腺以外的组织器官由T_4经酶解脱碘生成。血清T_3的浓度反映甲状腺素对周边组织的功能，反映甲状腺的分泌状态，与 T_4 类似，T_3 血清值易受结合蛋白的影响。游离三碘甲腺原氨酸（FT_3）是 T_3 的生理活性形式，与 T_3 成比例，其测定的优点是不受结合蛋白质浓度和集合特性变化的影响，是诊断甲状腺功能亢进最灵敏的一项指标。

参考值

T_3：0.58~1.59ng/ml；FT_3：1.71~3.71pg/ml（化学发光微粒子免疫分析法）。

异常释疑

同 FT_4 或 T_4 升高及降低的意义。

三、促甲状腺激素

概　述

促甲状腺激素(TSH)是腺垂体分泌的促进甲状腺的生长和功能的激素。TSH 全面促进甲状腺的功能，稍早出现的是促进甲状腺激素的释放，稍晚出现的为促进 T_4、T_3 的合成，包括加强碘泵活性，增强过氧化物酶活性，促进甲状腺球蛋白合成及酪氨酸碘化等各个环节。TSH 促进甲状腺上皮细胞的代谢及胞内核酸和蛋白质合成，使细胞呈高柱状增生，从而使腺体增大。

参考值

0.35~4.94μIU/ml。（化学发光微粒子免疫分析法）。

异常释疑

TSH 的高低受甲状腺素负反馈控制，其表现是相反的，甲状腺素高时，TSH 低；甲状腺素低时，TSH 高。故甲亢时 TT_3、TT_4、FT_3、FT_4 增高，而 TSH 是降低的，甲减时相反。而 TT_3、TT_4、FT_3、FT_4 减低，

TSH 也减低时，应该考虑是否垂体功能低下所致。

预防及建议

甲状腺疾病目前呈逐年升高趋势，体检发现甲状腺结节、甲状腺肿大、甲状腺质地异常的患者最好先行甲状腺功能的检测，及时发现问题，及时纠正异常的甲状腺功能，以避免继发性损害。TSH 为判定甲状腺功能的一线指标，是诊断甲状腺功能亢进和甲状腺功能减退首选指标。现在不少体检时单独检查 TSH，作为甲状腺疾病筛查的主要指标。当体检发现 TSH 异常，升高或降低时要尽早行甲状腺功能的全套检查，包括甲状腺彩超等，做到尽早诊断、及时治疗。以下人群适宜做甲状腺功能检查，如不明原因的胸闷、心慌、乏力、颈部肿胀、性情急躁、容易激动、失眠、怕热、多汗、食欲亢进、体重减轻，或月经失调等情况时要注意监测甲状腺功能，排除甲状腺疾病。

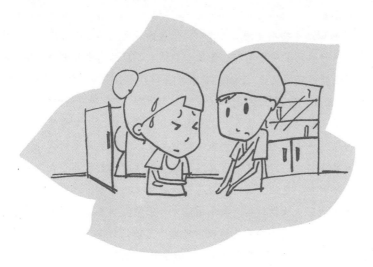

附 1：甲状腺功能亢进

简称甲亢，是由多种原因引起的甲状腺激素分泌过多所致的一组常见内分泌疾病。主要临床表现为多食、消瘦、畏热、多汗、心悸、激动等高代谢综合征，神经和血管兴奋增强，以及不同程度的甲状腺肿大和眼突、手颤、颈部血管杂音等，严重的可出现甲亢危象、昏迷甚至危及生命。本病多见于女性，男女之比为 1:(4~6),各年龄组均可发病,但以 20~40 岁最为多见。多因起病缓慢而无确定的发病日期,也有少数人在有精神刺激(如恐惧、悲哀、盛怒)或感染等诱因的情况下急性起病。临床表现的轻重有很大差别,典型病例有甲状腺激素过多症候群、甲状腺肿大与突眼征。但也有一部分患者表现不典型,只有情绪激动、失眠、心悸、疲乏、消瘦等,易被误诊为神经官能症。

甲亢的主要预防措施有:

1. 适当休息与活动:临床症状显著时应及时卧床休息,尤其是食后 1~2 个小时应限制活动;临床症状明显改善时在注意休息的同时适当活动或进行体育锻炼,切忌过度劳累;无临床症状,各项实验室检查均正常时,可以不限制活动。避免受风感冒、劳累过度、高度发热。

2. 情志培养:中医认为人的精神状态与机体的脏腑气血密切相关,凡是精神饱满、心胸开朗的病人,疗效一般较好,相反则较差。患者要特别注意保持心情舒畅、精神愉快、情绪稳定,要养成良好的生活习惯,培养积极乐观的生活态度。

3. 饮食调理:在甲亢调养过程中,患者的饮食尤其重要。患者由于代谢亢进,营养物质需求明显增加,如果营养补充不足,消瘦会更为明显,甚至出现类似晚期癌症的症状,因此,饮食是否得当十分重要。饮食应以高热量、高蛋白质、高维生素、适量脂肪和钠盐摄入为原则,少用辛辣刺激性佐料食物,食物应软易于消化,富于营养。①不要多食高碘食物,比如海带、紫菜、海蜇、海苔以及藻类食物等,防止病情控制不良。首先碘是甲状腺合成甲状腺激素的重要原料之一,甲亢患者体内甲状腺激素的含量已高于正常人,如果再给予含碘食物,功能亢进的甲状腺将合成更多的激素,进而加重病情;其次甲亢患者的甲状腺对碘的生物利用能力较正常人明显增高,即使给予很少剂量的含碘食物,病态的甲状腺也可能生产出较正常情况下更多的甲状腺激素,加重病情;另外,正常机体摄入过多的含碘食物后会将过剩的碘排出体外,以免产生过量的甲状腺激素。但甲亢患者的甲状腺功能异常亢进,自身保护机制失调,不仅不能去除多余的原料,反而会过度利用这些碘,合成大量甲状腺激素,使病情恶化。由此可见,甲亢患者不仅不能补充含碘食物,反而应该尽可能忌用任何含碘的食物和药物。②适当控制纤维素多的食物。甲亢患者常有腹泻现象,如过多进食富含纤维素的食品会加重腹泻。③忌用刺激

你也看得懂化验单

性较强的浓茶、咖啡、烟酒等。

推荐食疗方：

（1）佛手陈皮粥：佛手 9g，陈皮 9g，粳米 60g。将佛手、陈皮用适量水煎汁去渣后，再加入粳米煮成粥即成。每日 1 剂，连服 10～15 天，调整精神抑郁，改变情绪，疏肝理气。

（2）五汁饮：梨汁、甘蔗汁、藕汁、麦冬汁、鲜茅根汁各适量，一起入锅内，加清水适量，用武火烧沸后，转用小火熬煮 30 分钟即成代茶饮。功能滋补阴液，主治心肝阴虚型甲亢。症见心悸不宁、心烦少寐、易出汗、手指颤动、眼干、目眩、倦怠乏力。

（3）青柿子糕：青柿子 500g，蜂蜜适量。青柿子去柄洗净，捣烂并绞成汁，放锅中煎煮浓缩至黏稠，再加入蜂蜜 1000g，继续煎至黏稠时，离火冷却、备用。每日 2 次，每次 1 汤匙，以沸水冲服，连服 10～15 天。以清热泻火为主，用于烦躁不安、性急易怒、面部烘热者。

（4）川贝冬瓜粥：川贝母、丹参各 15g，薏苡仁 30g，冬瓜 60g，红糖适量。川贝母、丹参先煎汤后去渣，入其他味煮粥吃。每日晨起空腹温服，连服 15～20 天。用于颈部肿大、舌苔黄腻者。

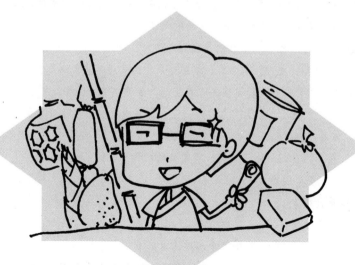

附 2：桥本甲状腺炎

本病又称慢性淋巴性甲状腺炎、淋巴性甲状腺肿，最早由日本桥本（Hashimoto，1912）根据组织学特征首先报道，故又名桥本甲状腺炎。本病是一种器官特异性自身免疫病，发病机制尚未完全阐明，可能是在遗传易感性的基础上，出现先天性免疫监视缺陷，造成免疫功能紊乱，产生针对甲状腺的体液免疫和细胞免疫反应，致使甲状腺滤泡上皮破坏而致病，自身免疫反应的强度与病情密切相关。此病多见于女性，且多发生于 30~50 岁，男女比例为 1：（6~10），但近年来儿童桥本甲状腺炎的诊断率逐年提高，但易被忽视，因而应引起必要的重视。

本病起病缓慢，初起时常无特殊感觉，但可见最突出的表现：甲状腺逐渐呈对称性增大，质地硬韧，边界清楚，部分患者可有压迫症状。发病时甲状腺功能可正常，少数患者早期可伴有甲亢表现，到了甲状腺被破坏到一定程度时，多数患者便会出现甲减的表现，如疲乏、嗜睡、怕冷、记忆力差、智力减退、皮肤苍白并发凉、干燥、粗厚、食欲不振而体重增加、眼睑水肿和双下肢水肿，但按之无凹陷（黏液性水肿）。日常生活中主要预防措施有：

1.要保持生活、工作环境的空气清新，保证有质量的睡眠，保持良好的心态，往往低落的心情会比较容易诱发此病。在平时多锻炼身体，多做有氧运动，增强自身抗病能力，减少病毒的入侵。

2.平时的饮食中不能暴饮暴食。忌辛辣、烟酒。每天补充充足的水分，每天饮水 2500ml 左右。忌咖啡、浓茶等兴奋性饮料。禁食海带、海鱼、海蜇皮等含碘高的食物。比较适宜多吃具有消结散肿作用的食物，常见的有油菜、芥菜、猕猴桃等。患者抵抗力较差，还应该多吃具有增强免疫力的食物，如香菇、木耳、薏苡仁、红枣、山药和新鲜水果等。

3.要养成良好的生活习惯，制定合理的作息时间，注意劳逸结合，积极的预防甲状腺炎的产生。

推荐食疗方：

（1）百合蛋黄汤

原料：百合 45g，鸡蛋 1 个，糖适量。

制作方法：将百合浸泡一夜，洗净，加清水适量煮 30 分钟，去百合，加蛋黄搅匀，用糖调味。早晚分服。

功效：有滋心养肾、清心安神功效。适宜桥本甲状腺炎属阴虚有心烦失眠、焦虑不安、口燥咽干、潮热盗汗者食用。

（2）赤豆薏苡仁羹

原料：赤豆30g，薏苡仁40g，糖少许。

制作方法：将赤豆、薏苡仁洗净，放入锅中，加水煮烂，用少量糖调味，分2次食用。

功效：有活血利湿功效。适宜桥本甲状腺炎脾虚湿盛者食用。

（3）八宝饭

原料：糯米、大米各100g，赤小豆、薏苡仁各50g，莲子、枸杞子、桂圆肉各20g，大枣50g。

制作方法：将赤小豆、薏苡仁、莲子用清水洗净，浸泡2小时，再加入糯米、大米等，用旺火蒸熟，加白糖适量食用。

功效：有健脾益气、养血安神的作用。适用于身体虚弱、倦怠乏力等免疫力低下的人群。

（4）芪杞炖子鸡

原料：童子鸡1只（约500g），黄芪、枸杞子各30g，白术10g，调料适量。

制作方法：将童子鸡洗净，切为小块，加入诸补益中药和葱、姜、蒜、盐、料酒等调料，用文火慢炖1小时，食肉喝汤。

功效：有补中益气、滋阴助阳、增强机体抗病能力的作用。适用于体质虚弱、易患风寒感冒者。

（5）绿豆陈皮汤

原料：绿豆60g，大米30g，陈皮6g，红糖60g。

制作方法：将绿豆、大米、陈皮清水洗净，用旺火煮熟后转文火至绿豆开花为宜，加入红糖溶匀服食。不喜甜食者可酌加食盐调味。

功效：具有清凉解毒、消肿软坚、除瘿瘤之功效。

（高文澜）